A LIBRARY OF
DOCTORAL
DISSERTATIONS
IN SOCIAL SCIENCES IN CHINA

中国
社会科学
博士论文
文库

协同治理能力和公共组织绩效
基于医疗组织的实证研究

Collaborative Governance Capacities and
Public Organization Performance
An Empirical Study Based on Healthcare

蔡媛青 著
导师 王有强

中国社会科学出版社

图书在版编目（CIP）数据

协同治理能力和公共组织绩效：基于医疗组织的实证研究 / 蔡媛青著. -- 北京：中国社会科学出版社，2024.4. --（中国社会科学博士论文文库）. -- ISBN 978-7-5227-4660-9

Ⅰ. R199.2

中国国家版本馆 CIP 数据核字第 2024S4F157 号

出 版 人	赵剑英
责任编辑	范晨星
责任校对	韩天炜
责任印制	李寡寡

出　　版	中国社会科学出版社
社　　址	北京鼓楼西大街甲 158 号
邮　　编	100720
网　　址	http：//www.csspw.cn
发 行 部	010-84083685
门 市 部	010-84029450
经　　销	新华书店及其他书店
印　　刷	北京明恒达印务有限公司
装　　订	廊坊市广阳区广增装订厂
版　　次	2024 年 4 月第 1 版
印　　次	2024 年 4 月第 1 次印刷
开　　本	710×1000　1/16
印　　张	14.25
字　　数	223 千字
定　　价	75.00 元

凡购买中国社会科学出版社图书，如有质量问题请与本社营销中心联系调换
电话：010-84083683
版权所有　侵权必究

《中国社会科学博士论文文库》
编辑委员会

主　　任：李铁映
副 主 任：汝　信　江蓝生　陈佳贵
委　　员：（按姓氏笔画为序）
　　　　　王洛林　王家福　王辑思
　　　　　冯广裕　任继愈　江蓝生
　　　　　汝　信　刘庆柱　刘树成
　　　　　李茂生　李铁映　杨　义
　　　　　何秉孟　邹东涛　余永定
　　　　　沈家煊　张树相　陈佳贵
　　　　　陈祖武　武　寅　郝时远
　　　　　信春鹰　黄宝生　黄浩涛
总 编 辑：赵剑英
学术秘书：冯广裕

总　序

在胡绳同志倡导和主持下，中国社会科学院组成编委会，从全国每年毕业并通过答辩的社会科学博士论文中遴选优秀者纳入《中国社会科学博士论文文库》，由中国社会科学出版社正式出版，这项工作已持续了12年。这12年所出版的论文，代表了这一时期中国社会科学各学科博士学位论文水平，较好地实现了本文库编辑出版的初衷。

编辑出版博士文库，既是培养社会科学各学科学术带头人的有效举措，又是一种重要的文化积累，很有意义。在到中国社会科学院之前，我就曾饶有兴趣地看过文库中的部分论文，到社科院以后，也一直关注和支持文库的出版。新旧世纪之交，原编委会主任胡绳同志仙逝，社科院希望我主持文库编委会的工作，我同意了。社会科学博士都是青年社会科学研究人员，青年是国家的未来，青年社科学者是我们社会科学的未来，我们有责任支持他们更快地成长。

每一个时代总有属于它们自己的问题，"问题就是时代的声音"（马克思语）。坚持理论联系实际，注意研究带全局性的战略问题，是我们党的优良传统。我希望包括博士在内的青年社会科学工作者继承和发扬这一优良传统，密切关注、深入研究21世纪初中国面临的重大时代问题。离开了时代性，脱离了社会潮流，社会科学研究的价值就要受到影响。我是鼓励青年人成名成家的，这是党的需要，国家的需要，人民的需要。但问题在于，什么是名呢？名，就是他的价值得到了社会的承认。如果没有得到社会、人民的承认，他的价值又表现在哪里呢？所以说，价值就在于对社会重大问题的回答和解决。一旦回答了时代性的重大问题，就必然会对社会产生巨大而深刻的影响，你也因此而实现了你的价值。在这方面年轻的博士有很大的优势：精力旺盛，思想敏捷，勤于学习，勇于创新。但青年学者要多向老一辈学者学习，博士尤其要很好地向导师学习，在导师的指导下，发挥自己的优势，研究重大问题，就有可能出好的成果，实现自己的价值。过去12年入选文库的论文，也说明了这一点。

什么是当前时代的重大问题呢？纵观当今世界，无外乎两种社会制度，一种是资本主义制度，一种是社会主义制度。所有的世界观问题、政治问题、理论问题都离不开对这两大制度的基本看法。对于社会主义，马克思主义者和资本主义世界的学者都有很多的研究和论述；对于资本主义，马克思主义者和资本主义世界的学者也有过很多研究和论述。面对这些众说纷纭的思潮和学说，我们应该如何认识？从基本倾向看，资本主义国家的学者、政治家论证的是资本主义的合理性和长期存在的"必然性"；中国的马克思主义者，中国的社会科学工作者，当然要向世界、向社会讲清楚，中国坚持走自己的路一定能实现现代化，中华民族一定能通过社会主义来实现全面的振兴。中国的问题只能由中国人用自己的理论来解决，让外国人来解决中国的问题，是行不通的。也许有的同志会说，马克思主义也是外来的。但是，要知道，马克思主义只是在中国化了以后才解决中国的问题的。如果没有马克思主义的普遍原理与中国革命和建设的实际相结合而形成的毛泽东思想、邓小平理论，马克思主义同样不能解决中国的问题。教条主义是不行的，东教条不行，西教条也不行，什么教条都不行。把学问、理论当教条，本身就是反科学的。

在21世纪，人类所面对的最重大的问题仍然是两大制度问题：这两大制度的前途、命运如何？资本主义会如何变化？社会主义怎么发展？中国特色的社会主义怎么发展？中国学者无论是研究资本主义，还是研究社会主义，最终总是要落脚到解决中国的现实与未来问题。我看中国的未来就是如何保持长期的稳定和发展。只要能长期稳定，就能长期发展；只要能长期发展，中国的社会主义现代化就能实现。

什么是21世纪的重大理论问题？我看还是马克思主义的发展问

题。我们的理论是为中国的发展服务的，绝不是相反。解决中国问题的关键，取决于我们能否更好地坚持和发展马克思主义，特别是发展马克思主义。不能发展马克思主义也就不能坚持马克思主义。一切不发展的、僵化的东西都是坚持不住的，也不可能坚持住。坚持马克思主义，就是要随着实践，随着社会、经济各方面的发展，不断地发展马克思主义。马克思主义没有穷尽真理，也没有包揽一切答案。它所提供给我们的，更多的是认识世界、改造世界的世界观、方法论、价值观，是立场，是方法。我们必须学会运用科学的世界观来认识社会的发展，在实践中不断地丰富和发展马克思主义，只有发展马克思主义才能真正坚持马克思主义。我们年轻的社会科学博士们要以坚持和发展马克思主义为己任，在这方面多出精品力作。我们将优先出版这种成果。

2001 年 8 月 8 日于北戴河

序　言

健康是促进人的全面发展的必然要求，是经济社会发展的基础条件。党和国家历来高度重视人民健康。中华人民共和国成立——特别是改革开放以来，我国健康领域改革发展取得显著成就，医疗卫生服务体系日益健全，人民健康水平持续提高。同时，工业化、城镇化、人口老龄化、生活方式变化等，也给维护和促进健康带来一系列新的挑战，健康服务供给总体不足与需求不断增长之间的矛盾依然突出。

党的二十大报告指出，要继续深化医药卫生体制改革，不断促进医保、医疗、医药协同发展和治理。在改革实践中，要坚持政府主导，冲破思想观念束缚，破除利益固化樊篱，清除体制机制障碍，充分发挥政府、企业和社会三方协同联动作用，把握健康领域发展规律，构建整合型医疗卫生服务体系，有效应对医疗卫生系统面临的公共治理问题。

目前，国内外对医疗卫生体系中融合协同机制的研究相对较少，尤其缺乏关于协同治理能力如何影响医疗卫生组织绩效的实证研究。本书作者的研究工作是对该方面的有益尝试。具体而言，本书聚焦研究如下问题：如何评价组织协同治理能力？协同治理能力是以何种方式来影响医疗卫生组织绩效的？如何推动医疗卫生组织融合协同，从而提升医疗卫生组织绩效？

本书提出在中国情境下协同治理能力如何影响医疗卫生组织绩效的研究视角，分析医疗卫生组织中协同治理能力的构成要素，通过编码和范畴提炼，结合半结构化访谈，分析协同治理能力对医疗卫生组织绩效的影响；同时，通过对典型性案例的深入剖析，试图揭示协同治理能力对医疗卫生组织绩效的影响机制。进一步地，实证分析协同治理能力对医疗卫生组织绩效的影响因素及影响机制。研究表明，医疗卫生组织在目标、技术、资源、制度建设和文化建设等方面的能力是促进医疗卫生组织绩效提升的有效条件。本书探索建立具有建设性和应用性的协同治理能力评价指标体系，一方面丰富组织协同治理能力的研究内容，另一方面为实践中进行医疗卫生组织绩效动态评价提供研究支撑，以期更加有效地引导要素分配，推进医疗卫生服务高质量发展。

综合来看，本书研究成果的主要价值有以下三个方面：一是将协同治理理论运用于研究医疗卫生组织绩效提升，创新性地提出并实证分析协同治理能力对医疗卫生组织绩效的影响机制。二是丰富了医疗卫生领域中协同治理能力的研究内容和研究成果，积累了开展中国医疗卫生组织协同治理研究的经验数据，为构建具有中国特色的医疗卫生组织协同治理理论提供有意义的探索。三是综合运用政策文献分析、扎根理论研究、案例研究法、结构方程模型、定性比较分析等方法，为开展我国医疗卫生组织协同治理研究提供方法参考。

蔡媛青是我指导的博士生。本书包括了她的博士学位论文中关于医疗卫生组织协同治理能力与医疗卫生组织绩效的主要研究成果。从博士课程学习开始，她就始终专注于医疗卫生政策和医疗卫生组织绩效评价领域，具有较强的研究能力，对医疗卫生政策和医疗卫生组织绩效开展了一系列理论研究和实践研究。我非常高兴地看到，媛青在博士毕业后成为卫生健康政策评价领域的优秀青年学者。在此，祝贺她的博士学位论文正式出版，同时，期待并相信在未来她将做出更多具有重要理论意义和实践意义的研究成果！

清华大学公共管理学院教授
上海清华国际创新中心主任
王有强

献给我的父母

摘 要

随着经济社会的持续发展，一方面，建立基于各方利益的协同改革是"新医改"取得成功的基础；另一方面，当前在医疗卫生服务系统与其他系统之间、医疗卫生服务系统内部不同类别、层级的医疗卫生机构之间都存在协同成本较高的问题。在供给侧改革的背景下，本书通过实证调研，运用质性和定量的混合研究方法，研究协同治理能力对公共组织绩效的主要影响因素和影响机制。

研究首先通过扎根理论的方式，分析协同治理能力对公共组织绩效的主要影响因素。随后采用案例研究方法和过程追踪法，对案例进行纵向剖析和横向比较，结合扎根理论研究和案例研究形成理论模型和研究假设。进一步，对理论框架进行实证检验，一方面运用 Amos 结构方程模型对 22 家公共部门的 2640 名员工进行计量实证研究，分析协同治理能力对公共组织绩效的主要影响因素，研究医疗组织融合协同的基础；另一方面运用定性比较分析（QCA）方法分析协同治理能力对公共组织绩效的影响机制，研究设计推动协同治理能力提升的政策工具。

通过以上实证研究，得到以下结论。第一，协同目标战略能力、协同技术资源能力对公共组织绩效具有显著的正向作用。第二，协同制度建设能力、协同文化建设能力在协同目标战略能力、协同技术资源能力与公共组织绩效之间发挥显著的中介作用。第三，较高的协同目标战略能力与协同制度建设能力相结合、较高的协同目标战略能力与协同文化建设能力相结合、较高的协同技术资源能力与协同文化建设能力相结合、较高的协同技术资源能力与协同制度建设能力是促使公共组织绩效提升的有效条件。第四，对于公共组织绩效的提升，需要根据组织资源禀赋来创造条件，如加强公立医院协同治理能力中巧实力的建设等。

本书的贡献主要有两个方面。第一，首次探究了中国情境下协同治理能力对公共组织绩效的影响因素和影响机制。一方面验证了协同目标战略能力、协同技术资源能力对公共组织绩效的直接影响；另一方面进一步深入探究了协同治理能力与公共组织绩效之间复杂的作用机制，即协同制度建设能力、协同文化建设能力发挥显著的中介作用。第二，拓展了协同治理能力在医疗服务这个公共管理领域的研究场域，为发展协同治理理论贡献来自中国医疗组织的经验依据，为探索中国特色的医疗卫生协同治理理论提供有价值的参考。

关键词：协同治理能力；公共组织绩效；医疗组织；结构方程模型；定性比较分析

Abstract

With the sustainable development of the economy and society, on the one hand, the establishment of coordinated reforms is the foundation of the success of the "new medical reform"; on the other hand, between the medical and health service system and other systems, different types and levels of internal medical and health institutions all exist high collaborative costs. In the context of supply-side reform, this research uses a mixture of qualitative and quantitative research methods through empirical research to explore the main factors and causal mechanisms of the impact of the organization's collaborative governance capacities on the performance of public organizations.

Based on the grounded theory, this research analyzes the main factors of collaborative governance capacities on the performance of public organizations. Then, the case study method and process tracking method are used to analyze and compare the cases vertically and horizontally. Combined with further theoretical review of qualitative research, the preliminary framework of case study is theorized to form a complete research framework and research hypothesis. In the chapter of empirical analysis, the Amos structural equation model is adopted to conduct quantitative empirical research based on 2640 employees of 22 public sectors to analyze the influencing factors of collaborative governance capacities on the performance of public organizations to reveal the foundation of the integration and collaboration of medical organizations in China, and qualitative comparative analysis (QCA) is used to analyze the influencing mechanism of collaborative governance capacities on the performance of public organizations to design policy tools to promote the improvement of collaborative governance capacities.

Based on the above empirical studies, the following conclusions can be drawn. Firstly, capacity to coordinate goals and strategies, capacity to coordinate technologies and resources have a significant effect on the performance of public organizations. Secondly, capacity to collaborative institutional-building and capacity to collaborative cultural-building play a significant mediating role in coordinate goals and strategies, capacity to coordinate technology and resource on the performance of public organizations. Thirdly, the combination of higher capacity to coordinate goals and strategies and higher capacity to collaborative institutional-building, the cambinabion of higher capacity to coordinate goals and strategies and higher capacity to collaborative cultural-building, the combination of higher capacity to coordinate technologies and resources and higher capacity to collaborative cultural-building, the combination of higher capacity to coordinate technologies and resources and higher capacity to collaborative institutional-building, are effective conditions to promote the performance improvement of public organizations. Fourthly, for the improvement of the performance of public organizations, it is necessary to create certain conditions in combination with their own organizational resource endowments, such as strengthening the construction of smart strength in the collaborative governance capacities of public hospitals.

The contribution of this paper is mainly in two aspects. Firstly, it explores the impact and internal mechanism of collaborative governance capacities on public organization performance in the Chinese context. For one thing, it verifies the direct impact of capacity to coordinate goals and strategies, capacity to coordinate technologies and resources on public organization performance. For another, it further explores the complex mechanism between collaborative governance capacities and public organization performance, that is, collaborative institutional-building capacities and collaborative cultural-building capacities play a significant mediating role. Secondly, it expands the research field of collaborative governance capacities in the field of public management of medical services, which contributes empirical evidence from Chinese medical organizations to the development of the collaborative governance theory of public management, and provides a meaningful reference for the exploration of the collaborative governance theory of medical and health with Chinese characteristics.

Keywords: collaborative governance capacities; public organization performance; medical organization; structural equation modeling; qualitative comparative analysis

目 录

第一章　绪论 ……………………………………………………（1）
　第一节　研究缘起 ………………………………………………（1）
　第二节　研究背景 ………………………………………………（5）
　第三节　研究问题 ………………………………………………（8）
　第四节　研究意义 ………………………………………………（9）
　　一　理论价值 …………………………………………………（9）
　　二　应用价值 …………………………………………………（9）
　第五节　研究方法 ………………………………………………（10）
　　一　基于 Unicet 软件的文献计量分析 ………………………（10）
　　二　基于 Nvivo 软件的扎根理论分析 ………………………（10）
　　三　基于过程追踪法的多案例比较研究 ……………………（11）
　　四　基于 Amos 软件的结构方程模型实证分析 ……………（11）
　　五　基于 QCA 方法的定性比较研究 ………………………（11）
　第六节　研究数据来源 …………………………………………（12）
　　一　质性研究数据来源 ………………………………………（12）
　　二　定量研究数据来源 ………………………………………（12）
　第七节　框架结构与内容简介 …………………………………（13）

第二章　国内外文献综述 ………………………………………（16）
　第一节　关键概念辨析 …………………………………………（16）
　　一　协同治理 …………………………………………………（16）
　　二　协同治理能力 ……………………………………………（18）
　　三　公共组织绩效 ……………………………………………（19）

第二节　公共组织绩效的三个竞争性解释 ………………………… (20)
　　一　资源依赖理论视角 …………………………………………… (21)
　　二　政府间管理理论（IGM）视角 ……………………………… (22)
　　三　网络化治理视角 ……………………………………………… (23)
第三节　协同治理应用于医疗组织绩效的再剖析 ………………… (24)
第四节　中国医疗卫生健康协同机制的主要特点 ………………… (28)
　　一　医疗卫生健康治理网络构型 ………………………………… (28)
　　二　不同阶段的医疗管理机构间互动网络与演进机制分析 …… (31)
第五节　研究评述与理论空间 ……………………………………… (36)
　　一　理论空间1：缺乏协同治理能力影响公共组织
　　　　绩效的研究 …………………………………………………… (38)
　　二　理论空间2：忽略协同治理中协同软实力对公共组织
　　　　绩效的影响 …………………………………………………… (38)

第三章　扎根理论：协同治理能力如何影响公共组织绩效 ………… (39)
第一节　问题提出 …………………………………………………… (39)
第二节　研究设计与方法 …………………………………………… (40)
　　一　主要研究方法 ………………………………………………… (40)
　　二　抽样与资料收集方式 ………………………………………… (41)
第三节　数据分析 …………………………………………………… (43)
　　一　开放式编码 …………………………………………………… (43)
　　二　主轴编码 ……………………………………………………… (47)
　　三　选择性编码 …………………………………………………… (48)
　　四　理论饱和度检验 ……………………………………………… (50)
第四节　协同治理能力对公共组织绩效影响模型的初步阐释 …… (50)
　　一　协同目标战略能力和协同技术资源能力影响公共
　　　　组织绩效 ……………………………………………………… (50)
　　二　协同制度建设能力作为中介条件 …………………………… (51)
　　三　协同文化建设能力作为中介条件 …………………………… (52)
第五节　本章小结 …………………………………………………… (52)

第四章　案例研究 …… (54)
第一节　案例研究设计 …… (54)
一　分析方法 …… (54)
二　案例选择与分析单元 …… (55)
三　理论框架的稳健性检验 …… (57)
四　资料来源 …… (57)
第二节　医药分开政策中协同发展的蝴蝶效应 …… (58)
一　政策背景 …… (58)
二　A 案例分析 …… (59)
三　B 案例分析 …… (64)
第三节　医耗联动政策下节约型医院的金点子 …… (66)
一　政策背景 …… (66)
二　A 医院案例分析 …… (66)
三　B 医院案例分析 …… (68)
四　本节小结 …… (71)
第四节　C、D 医院案例的比较分析 …… (72)
一　C 医院案例分析 …… (72)
二　D 医院案例分析 …… (75)
第五节　对理论框架进行稳健性检验 …… (79)
一　E 医院案例分析 …… (80)
二　F 医院案例分析 …… (82)
第六节　本章小结 …… (87)

第五章　协同治理能力对公共组织绩效的理论模型 …… (89)
第一节　理论框架概述 …… (89)
一　自变量：协同目标战略能力、协同技术资源能力 …… (89)
二　中介变量：协同制度建设能力、协同文化建设能力 …… (90)
三　因变量：公共组织绩效 …… (91)
四　本节小结 …… (92)
第二节　研究假设 …… (93)
一　协同目标战略能力对公共组织绩效的影响 …… (93)
二　协同技术资源能力对公共组织绩效的影响 …… (94)

  三 协同制度建设能力发挥中介作用 …………………………… (95)
  四 协同文化建设能力发挥中介作用 …………………………… (96)
 第三节 本章小结 ………………………………………………………… (97)

第六章 协同治理能力对公共组织绩效的影响因素研究 ………… (98)
 第一节 研究设计 ………………………………………………………… (98)
  一 研究对象及程序 …………………………………………………… (98)
  二 变量界定与测量 …………………………………………………… (99)
  三 分析技术 ………………………………………………………… (100)
  四 调查实施 ………………………………………………………… (101)
 第二节 描述统计和变量间相关分析 …………………………………… (102)
 第三节 信效度检验 ……………………………………………………… (104)
  一 信度分析 ………………………………………………………… (104)
  二 效度分析 ………………………………………………………… (105)
  三 共同方法偏差的检验或控制 …………………………………… (106)
 第四节 主效应检验 ……………………………………………………… (106)
  一 协同目标战略能力与公共组织绩效 …………………………… (106)
  二 协同技术资源能力与公共组织绩效 …………………………… (107)
 第五节 中介效应检验 …………………………………………………… (108)
  一 协同制度建设能力在协同目标战略能力与公共组织绩效中的
    中介作用 ………………………………………………………… (108)
  二 协同制度建设能力在协同技术资源能力与公共组织绩效中的
    中介作用 ………………………………………………………… (110)
  三 协同文化建设能力在协同目标战略能力与公共组织绩效中的
    中介作用 ………………………………………………………… (111)
  四 协同文化建设能力在协同技术资源能力与公共组织绩效中的
    中介作用 ………………………………………………………… (113)
 第六节 本章小结 ………………………………………………………… (114)
  一 协同目标战略能力、协同技术资源能力对公共组织绩效
    具有显著的作用 ………………………………………………… (115)
  二 协同制度建设能力发挥一定的中介作用 ……………………… (116)
  三 协同文化建设能力发挥一定的中介作用 ……………………… (116)

第七章 协同治理能力对公共组织绩效的影响机制研究 …………(118)
第一节 研究设计 ………………………………………(118)
　　一 研究对象 …………………………………………(118)
　　二 分析技术：QCA研究方法 ………………………(119)
　　三 模型构建与初步推断 ……………………………(120)
第二节 条件变量和结果变量的测量 …………………(123)
　　一 条件变量的测量 …………………………………(123)
　　二 结果变量的测量 …………………………………(123)
第三节 研究分析 ………………………………………(133)
第四节 本章小结 ………………………………………(136)

第八章 研究总结与未来展望 ……………………………(138)
第一节 探寻合作之路：中国医疗健康组织协同治理能力的提升 …………………………………………(138)
　　一 研究结论 …………………………………………(138)
　　二 理论对话与讨论 …………………………………(140)
第二节 启示与政策建议 ………………………………(141)
　　一 健全医疗卫生健康治理协同发展机制 …………(141)
　　二 深化不同医疗机构间的合作互助机制 …………(142)
　　三 促进公立医院治理体系和治理能力现代化 ……(143)
第三节 研究创新 ………………………………………(146)
　　一 理论创新 …………………………………………(146)
　　二 实践创新 …………………………………………(146)
第四节 研究不足与展望 ………………………………(147)

参考文献 ……………………………………………………(149)

附录A 访谈提纲 …………………………………………(175)

附录B 调查问卷 …………………………………………(176)

索引 …………………………………………………………(181)

Contents

Chapter 1　Introduction ········· (1)

　Section 1　Research Origin ········· (1)

　Section 2　Research Background ········· (5)

　Section 3　Research Questions ········· (8)

　Section 4　Research Significance ········· (9)

　　1　Theoretical Value ········· (9)

　　2　Practical Value ········· (9)

　Section 5　Research Methodology ········· (10)

　　1　Bibliometric Analysis Utilizing Unicet Software ········· (10)

　　2　Grounded Theory Analysis Employing Nvivo Software ········· (10)

　　3　Comparative Case Study via Process Tracing Methodology ········· (11)

　　4　Empirical Analysis through Amos Software-aided
　　　　Structural Equation Modeling ········· (11)

　　5　Qualitative Comparative Analysis ········· (11)

　Section 6　Research Data Sources ········· (12)

　　1　Qualitative Research Data Sources ········· (12)

　　2　Quantitative Research Data Sources ········· (12)

　Section 7　Framework Structure and Content Synopsis ········· (13)

Chapter 2　Literature Review ········· (16)

　Section 1　Clarification of Key Concepts ········· (16)

　　1　Collaborative Governance ········· (16)

　　2　Collaborative Governance Capacity ········· (18)

    3 Public Organization Performance ……………………………… (19)

Section 2 Three Competitive Explanations of Public
           Organization Performance ……………………………… (20)

    1 Resource Dependence Theory Perspective ………………………… (21)

    2 Intergovernmental Management Theory (IGM) Perspective …… (22)

    3 Network Governance Perspective ………………………………… (23)

Section 3 Re-analysis of the Application of Collaborative
           Governance to Medical Organization
           Performance ……………………………………………… (24)

Section 4 Main Features of Medical and Health
           Collaborative Mechanism in China ………………………… (28)

    1 Governance Network Configuration of Medical and Health …… (28)

    2 Interaction Network and Evolutionary Mechanism of Medical
       Management Institutions Across Different Stages ……………… (31)

Section 5 Research Review and Theoretical Gaps ……………… (36)

    1 Theoretical Gap 1: Insufficient Research on the Impact of
       Collaborative Governance Capacity on Public
       Organization Performance ……………………………………… (38)

    2 Theoretical Gap 2: Neglect of the Impact of Collaborative
       Soft Power in Collaborative Governance on Public
       Organization Performance ……………………………………… (38)

**Chapter 3 Grounded Theory: Mechanism of Collaborative
           Governance Capacity Influencing Public Organization
           Performance ………………………………………………… (39)**

Section 1 Problem Statement ………………………………………… (39)

Section 2 Research Design and Methodology …………………… (40)

    1 Primary Research Methods ……………………………………… (40)

    2 Sampling and Data Collection Methodology ……………………… (41)

Section 3 Data Analysis ……………………………………………… (43)

    1 Open Coding ……………………………………………………… (43)

2　Axial Coding ··· (47)
　　3　Selective Coding ··· (48)
　　4　Theoretical Saturation Assessment ································ (50)
　Section 4　Preliminary Elucidation of the Model of Collaborative
　　　　　　　Governance Capacity Influencing Public
　　　　　　　Organization Performance ···································· (50)
　　1　Influence of Capacity to Coordinate Goals and Strategies
　　　　and Capacity to Coordinate Technologies and Resources on
　　　　Public Organization Performance ······································ (50)
　　2　Capacity to Collaborative Institutional-building as an
　　　　Intermediary Condition ·· (51)
　　3　Capacity to Collaborative Cultural-building as an
　　　　Intermediary Condition ·· (52)
　Section 5　Chapter Summary ··· (52)
Chapter 4　Case Study ·· (54)
　Section 1　Case Study Design ··· (54)
　　1　Analysis Methodology ··· (54)
　　2　Case Selection and Analytical Unit ···································· (55)
　　3　Robustness Testing of Theoretical Framework ···················· (57)
　　4　Data Sources ··· (57)
　Section 2　The Butterfly Effect of Collaborative Development
　　　　　　　in the Policy of Separating Medicine from
　　　　　　　Healthcare ·· (58)
　　1　Policy Background ·· (58)
　　2　Case A Analysis ··· (59)
　　3　Case B Analysis ··· (64)
　Section 3　Golden Ideas for Economical Hospitals under the
　　　　　　　Policy of Linking Medical Consumption with
　　　　　　　Medical Services ·· (66)
　　1　Policy Background ·· (66)

  2 Case A Hospital Analysis ……………………………… (66)
  3 Case B Hospital Analysis ……………………………… (68)
  4 Section Summary ……………………………………… (71)
 Section 4 Comparative Analysis of Cases C and D
      Hospitals ……………………………………………… (72)
  1 Case C Hospital Analysis ……………………………… (72)
  2 Case D Hospital Analysis ……………………………… (75)
 Section 5 Robustness Testing of the Theoretical
      Framework …………………………………………… (79)
  1 Case E Hospital Analysis ……………………………… (80)
  2 Case F Hospital Analysis ……………………………… (82)
 Section 6 Chapter Summary …………………………………… (87)

Chapter 5 Theoretical Model of Collaborative Governance
      Capacity on Public Organization Performance ……… (89)
 Section 1 Overview of Theoretical Framework ………………… (89)
  1 Independent Variables: Capacity to Coordinate Goals
    and Strategies and Capacity to Coordinate Technologies
    and Resources ………………………………………… (89)
  2 Intermediary Variables: Capacity to Collaborative
    Institutional-building and Capacity to Collaborative
    Cultural-building ……………………………………… (90)
  3 Dependent Variables: Public Organization
    Performance …………………………………………… (91)
  4 Section Summary ……………………………………… (92)
 Section 2 Research Hypotheses ………………………………… (93)
  1 Impact of Capacity to Coordinate Goals and Strategies
    on Public Organization Performance ………………… (93)
  2 Impact of Capacity to Coordinate Technologies and Resources
    on Public Organization Performance ………………… (94)

3　Intermediary Role of Capacity to Collaborative

　　　Institutional-building ……………………………………… (95)

　4　Intermediary Role of Capacity to Collaborative

　　　Cultural-building ………………………………………… (96)

　Section 3　Chapter Summary ……………………………………… (97)

Chapter 6　Research on the Impact Factors of Collaborative

　　　　　　Governance Capacity on Public Organization

　　　　　　Performance ……………………………………………… (98)

　Section 1　Research Design ……………………………………… (98)

　1　Research Subjects and Procedures ………………………… (98)

　2　Variable Definition and Measurement …………………… (99)

　3　Analytical Techniques ……………………………………… (100)

　4　Survey Implementation ……………………………………… (101)

　Section 2　Descriptive Statistics and Correlation Analysis

　　　　　　of Variables ………………………………………… (102)

　Section 3　Reliability and Validity Assessment ………………… (104)

　1　Reliability Analysis ………………………………………… (104)

　2　Validity Analysis …………………………………………… (105)

　3　Assessment and Control of Common Method Bias ……… (106)

　Section 4　Main Effect Analysis ………………………………… (106)

　1　Capacity to Coordinate Goals and Strategies and Public

　　　Organization Performance ………………………………… (106)

　2　Capacity to Coordinate Technologies and Resourcesand

　　　Public Organization Performance ………………………… (107)

　Section 5　Intermediary Effect Analysis ………………………… (108)

　1　Intermediary Role of Capacity to Collaborative

　　　Institutional-building between Capacity to Coordinate

　　　Goals and Strategies and Public Organization

　　　Performance ………………………………………………… (108)

  2 Intermediary Role of Capacity to Collaborative Institutional-building between Capacity to Coordinate Technologies and Resources and Public Organization Performance .... (110)
  3 Intermediary Role of Capacity to Collaborative Cultural-building between Capacity to Coordinate Goals and Strategies and Public Organization Performance .... (111)
  4 Intermediary Role of Capacity to Collaborative Cultural-building between Capacity to Coordinate Technologies and Resources and Public Organization Performance .... (113)
 Section 6 Chapter Summary .... (114)
  1 Significant Impact of Capacity to Coordinate Goals and Strategies and Capacity to Coordinate Technologies and Resources on Public Organization Performance .... (115)
  2 Capacity to Collaborative Institutional-building Serves as a Mediating Factor .... (116)
  3 Capacity to Collaborative Cultural-building Serves as a Mediating Factor .... (116)

Chapter 7 Research on the Impact Mechanism of Collaborative Governance Capacity on Public Organization Performance .... (118)
 Section 1 Research Design .... (118)
  1 Research Subjects .... (118)
  2 Analytical Techniques: QCA Methodology .... (119)
  3 Model Construction and Preliminary Inference .... (120)
 Section 2 Measurement of Conditional and Result Variables .... (123)
  1 Measurement of Conditional Variables .... (123)
  2 Measurement of Result Variables .... (123)
 Section 3 Research Analysis .... (133)
 Section 4 Chapter Summary .... (136)

Chapter 8　Research Summary and Future Outlook ⋯⋯⋯⋯⋯⋯⋯ (138)
　　Section 1　Exploring Pathways for Collaboration: Enhancing
　　　　　　　Collaborative Governance Capacity in China's
　　　　　　　Medical and Health Organizations ⋯⋯⋯⋯⋯⋯⋯⋯ (138)
　　　1　Research Conclusions ⋯⋯⋯⋯⋯⋯⋯⋯⋯⋯⋯⋯⋯⋯⋯⋯⋯⋯ (138)
　　　2　Theoretical Dialogue and Discussion ⋯⋯⋯⋯⋯⋯⋯⋯⋯⋯⋯ (140)
　　Section 2　Implications and Policy Recommendations ⋯⋯⋯⋯⋯ (141)
　　　1　Refining the Collaborative Development Mechanism of
　　　　　Medical and Health Governance ⋯⋯⋯⋯⋯⋯⋯⋯⋯⋯⋯⋯⋯ (141)
　　　2　Intensifying Cooperation and Mutual Assistance Mechanisms
　　　　　Among Different Medical Institutions ⋯⋯⋯⋯⋯⋯⋯⋯⋯⋯ (142)
　　　3　Promoting the Modernization of Governance Systems and
　　　　　Governance Capacity in Public Hospitals ⋯⋯⋯⋯⋯⋯⋯⋯⋯ (143)
　　Section 3　Research Innovations ⋯⋯⋯⋯⋯⋯⋯⋯⋯⋯⋯⋯⋯⋯⋯⋯ (146)
　　　1　Theoretical Innovations ⋯⋯⋯⋯⋯⋯⋯⋯⋯⋯⋯⋯⋯⋯⋯⋯⋯⋯ (146)
　　　2　Practical Innovations ⋯⋯⋯⋯⋯⋯⋯⋯⋯⋯⋯⋯⋯⋯⋯⋯⋯⋯⋯ (146)
　　Section 4　Research Limitations and Prospects ⋯⋯⋯⋯⋯⋯⋯⋯⋯ (147)
References ⋯⋯⋯⋯⋯⋯⋯⋯⋯⋯⋯⋯⋯⋯⋯⋯⋯⋯⋯⋯⋯⋯⋯⋯⋯⋯⋯⋯ (149)
Appendix A　Interview Protocol ⋯⋯⋯⋯⋯⋯⋯⋯⋯⋯⋯⋯⋯⋯⋯⋯ (175)
Appendix B　Survey Instrument ⋯⋯⋯⋯⋯⋯⋯⋯⋯⋯⋯⋯⋯⋯⋯⋯ (176)
Index ⋯⋯⋯⋯⋯⋯⋯⋯⋯⋯⋯⋯⋯⋯⋯⋯⋯⋯⋯⋯⋯⋯⋯⋯⋯⋯⋯⋯⋯⋯ (181)

附表清单

表 1-1	2017 年 1—10 月、2018 年 1—10 月、2019 年 1—10 月份价格补偿收入统计	(2)
表 1-2	质性研究数据来源	(12)
表 1-3	定量研究数据来源	(13)
表 2-1	公共组织绩效影响的三个理论来源	(21)
表 2-2	1979—2019 年国家层面医疗卫生健康政策文件梳理	(28)
表 2-3	医疗卫生健康管理机构网络构型	(31)
表 2-4	1979—2019 年医疗卫生健康管理机构网络结构特征	(31)
表 3-1	受访人员基本情况	(41)
表 3-2	开放编码	(43)
表 3-3	主轴编码形成的主范畴	(47)
表 3-4	6 个主范畴的典型关系结构	(49)
表 4-1	案例的基本信息	(55)
表 4-2	资料来源及提供信息	(58)
表 4-3	北京 B 医院 5 个试点病房耗材支出	(68)
表 4-4	协同治理能力和公共组织绩效的比较	(71)
表 4-5	2016 年 1—10 月、2017 年 1—10 月、2018 年 1—10 月、2019 年 1—10 月份次均费用变化	(74)
表 4-6	C 医院和 A、B 医院协同治理能力与公共组织绩效的比较	(75)
表 4-7	D 医院和 A、B 医院协同治理能力与公共组织绩效的比较	(79)

表 4-8　E 医院和 A、B、D 医院协同治理能力与公共组织绩效的比较 …………………………………………………………（81）
表 4-9　F 医院和 A、B、C 医院协同治理能力与公共组织绩效的比较 …………………………………………………………（87）
表 4-10　协同治理能力与公共组织绩效的比较 …………………（88）
表 5-1　协同目标战略能力测量指标 ………………………………（90）
表 5-2　协同技术资源能力测量指标 ………………………………（90）
表 5-3　协同制度建设能力测量指标 ………………………………（91）
表 5-4　协同文化建设能力测量指标 ………………………………（91）
表 5-5　医疗组织绩效测量指标 ……………………………………（92）
表 5-6　研究假设汇总 ………………………………………………（97）
表 6-1　调查基本情况 ……………………………………………（101）
表 6-2　变量描述统计 ……………………………………………（102）
表 6-3　变量的相关系数（n=2200）……………………………（103）
表 6-4　Cronbach's α 系数判定规则 ……………………………（104）
表 6-5　信度系数 …………………………………………………（105）
表 6-6　变量聚敛效度检验 ………………………………………（105）
表 6-7　协同制度建设能力在协同目标战略能力与公共组织绩效之间的模型参数估计 ………………………………………（109）
表 6-8　直接效应、间接效应、总效应 …………………………（109）
表 6-9　协同制度建设能力在协同技术资源能力与公共组织绩效之间的模型参数估计 ………………………………………（111）
表 6-10　直接效应、间接效应、总效应 …………………………（111）
表 6-11　协同文化建设能力在协同目标战略能力与公共组织绩效之间的模型参数估计 ………………………………………（112）
表 6-12　直接效应、间接效应、总效应 …………………………（112）
表 6-13　协同文化建设能力在协同技术资源能力与公共组织绩效之间的模型参数估计 ………………………………………（114）
表 6-14　直接效应、间接效应、总效应 …………………………（114）
表 6-15　研究假设检验结果汇总 …………………………………（115）
表 7-1　纳入研究医疗机构分类分级 ……………………………（119）
表 7-2　组织协同治理能力模型维度 ……………………………（121）

表 7-3　北京市三级公立医院绩效考核评价指标 …………… (124)
表 7-4　不同医院的公共组织绩效得分 …………………… (132)
表 7-5　22 家公立医院布尔组态真值 ……………………… (133)

List of Tables

Table 1 – 1　Statistics on Price Compensation Revenue for January-October 2017, January-October 2018, and January-October 2019 ·· (2)
Table 1 – 2　Data Sources for Qualitative Research ························ (12)
Table 1 – 3　Data Sources for Quantitative Research ······················ (13)
Table 2 – 1　Three Theoretical Sources of Public Organization Performance Impact ·· (21)
Table 2 – 2　Review of National Medical and Health Policy Documents from 1979 to 2019 ································ (28)
Table 2 – 3　Network Configuration of Medical and Health Management Institutions ·· (31)
Table 2 – 4　Characteristics of the Network Structure of Medical and Health Management Institutions from 1979 to 2019 ·········· (31)
Table 3 – 1　Basic Information of Respondents ······························ (41)
Table 3 – 2　Open Coding ··· (43)
Table 3 – 3　Main Categories Derived from Axial Coding ················· (47)
Table 3 – 4　Typical Relational Structure of Six Main Categories ········· (49)
Table 4 – 1　Basic Information of Cases ·· (55)
Table 4 – 2　Data Sources and Information ··································· (58)
Table 4 – 3　Expenditure on Consumables in Five Pilot Wards of Beijing B Hospital ·· (68)
Table 4 – 4　Comparison of Collaborative Governance Capacity and Public Organization Performance ······························ (71)

Table 4 – 5	Changes in Average Cost per Visit for January-October 2016, January-October 2017, January-October 2018, and January-October 2019	(74)
Table 4 – 6	Comparison of Collaborative Governance Capacity and Public Organization Performance Between Hospital C and Hospitals A and B	(75)
Table 4 – 7	Comparison of Collaborative Governance Capacity and Public Organization Performance Between Hospital D and Hospitals A and B	(79)
Table 4 – 8	Comparison of Collaborative Governance Capacity and Public Organization Performance Between Hospital E and Hospitals A, B, and D	(81)
Table 4 – 9	Comparison of Collaborative Governance Capacity and Public Organization Performance Between Hospital F and Hospitals A, B, and C	(87)
Table 4 – 10	Comparison of Collaborative Governance Capacity and Public Organization Performance	(88)
Table 5 – 1	Measurement Indicators of Capacity to Coordinate Goals and Strategies	(90)
Table 5 – 2	Measurement Indicators of Capacity to Coordinate Technologies and Resources	(90)
Table 5 – 3	Measurement Indicators of Capacity to Collaborative Institutional-building	(91)
Table 5 – 4	Measurement Indicators of Capacity to Collaborative Cultural-building	(91)
Table 5 – 5	Measurement Indicators of Medical Organization Performance	(92)
Table 5 – 6	Summary of Research Hypotheses	(97)
Table 6 – 1	Basic Information of the Survey	(101)
Table 6 – 2	Descriptive Statistics of Variables	(102)

List of Tables

Table 6-3	Correlation Coefficients of Variables (n = 2200)	(103)
Table 6-4	Judgment Criteria for Cronbach's α Coefficient	(104)
Table 6-5	Reliability Coefficients	(105)
Table 6-6	Convergent Validity Assessment of Variables	(105)
Table 6-7	Model Parameter Estimation of the Mediating Role of Capacity to Collaborative Institutional-building Between Capacity to Coordinate Goals and Strategies and Public Organization Performance	(109)
Table 6-8	Direct, Indirect, and Total Effects	(109)
Table 6-9	Model Parameter Estimation of the Mediating Role of Capacity to Collaborative Institutional-building Between Capacity to Coordinate Technologies and Resources and Public Organization Performance	(111)
Table 6-10	Direct, Indirect, and Total Effects	(111)
Table 6-11	Model Parameter Estimation of the Mediating Role of Capacity to Collaborative Cultural-building Between Capacity to Coordinate Goals and Strategies and Public Organization Performance	(112)
Table 6-12	Direct, Indirect, and Total Effects	(112)
Table 6-13	Model Parameter Estimation of the Mediating Role of Capacity to Collaborative Cultural-building Between Capacity to Coordinate Technologies and Resources and Public Organization Performance	(114)
Table 6-14	Direct, Indirect, and Total Effects	(114)
Table 6-15	Summary of Research Hypothesis Test Results	(115)
Table 7-1	Classification and Grading of Medical Institutions Included in the Study	(119)
Table 7-2	Dimensions of the Organizational Collaborative Governance Capacity Model	(121)

Table 7-3　Performance Assessment Indicators for Tertiary Public Hospitals in Beijing ……………………………………… (124)

Table 7-4　Public Organization Performance Scores of Different Hospitals ……………………………………………………… (132)

Table 7-5　Boolean Configuration Truth Values of 22 Public Hospitals ……………………………………………………… (133)

插图清单

图1-1　M医疗组织协同治理困境 ……………………………… (2)
图1-2　2015—2035年中国卫生支出上涨的主要驱动因素 ………… (6)
图1-3　卫生支出与收入相关绩效（预期寿命）的国际比较 ……… (7)
图1-4　分级诊疗中的能力下沉和技术下沉 …………………………… (8)
图1-5　研究思路和技术路径 …………………………………………… (15)
图2-1　协同效能绩效评估框架 ………………………………………… (26)
图2-2　市场化医改初期形成政府导向医疗阶段网络分析 ………… (32)
图2-3　市场化医改中后期形成市场导向医疗阶段网络分析 ……… (33)
图2-4　党的十八大以来初期的医疗改革阶段网络分析 …………… (34)
图2-5　健康中国战略阶段网络分析 …………………………………… (35)
图4-1　D医院"两融合一协同"医疗卫生服务体系 ……………… (76)
图4-2　D医院医防融合一体推进项目 ………………………………… (77)
图4-3　F医院智能化慢病评估系统 …………………………………… (82)
图4-4　"智慧家医"的协同模式制度演进 …………………………… (84)
图5-1　理论框架 ………………………………………………………… (93)
图6-1　协同目标战略能力与公共组织绩效的作用模型 …………… (107)
图6-2　协同技术资源能力与公共组织绩效的作用模型 …………… (107)
图6-3　协同制度建设能力在协同目标战略能力与公共组织绩效
　　　　之间的作用模型 ……………………………………………… (108)
图6-4　协同制度建设能力在协同技术资源能力与公共组织绩效
　　　　之间的作用模型 ……………………………………………… (110)

图6-5 协同文化建设能力在协同目标战略能力与公共组织绩效
之间的作用模型 ……………………………………………（112）
图6-6 协同文化建设能力在协同技术资源能力与公共组织绩效
之间的作用模型 ……………………………………………（113）
图7-1 22家公立医院维恩图 ………………………………………（134）

List of Figures

Figure 1 – 1　Collaborative Governance Dilemma of M Medical Organization ……………………………………………… (2)
Figure 1 – 2　Principal Driving Factors of the Increase in China's Health Expenditure from 2015 to 2035 …………………… (6)
Figure 1 – 3　International Comparison of Health Expenditure and Income-Related Performance (Life Expectancy) ………… (7)
Figure 1 – 4　Capacity and Technology Sinking in Graded Diagnosis and Treatment …………………………………………… (8)
Figure 1 – 5　Research Ideas and Technical Pathways ………………… (15)
Figure 2 – 1　Collaborative Governance Performance Evaluation Framework ……………………………………………… (26)
Figure 2 – 2　Network Analysis of Government-Oriented Medical Stage during the Early Phase of Market-Oriented Medical Reform ……………………………………… (32)
Figure 2 – 3　Network Analysis of Market-Oriented Medical Stage during the Middle and Late Phases of Market-Oriented Medical Reform ……………………………………… (33)
Figure 2 – 4　Network Analysis of the Initial Phase of Medical Reform since the 18th National Congress of the Communist Party of China ………………………………………… (34)
Figure 2 – 5　Network Analysis of the Healthy China Strategy Stage ……………………………………………………… (35)

Figure 4－1	D Hospital's "Two Integrations and One Collaboration" Medical and Health Service System	(76)
Figure 4－2	D Hospital's Integrated Promotion Project of Medical and Preventive Integration	(77)
Figure 4－3	F Hospital's Intelligent Chronic Disease Assessment System	(82)
Figure 4－4	Evolution of the Collaborative Model System of "Smart Family Doctor"	(84)
Figure 5－1	Theoretical Framework	(93)
Figure 6－1	Model of the Impact of Capacity to Coordinate Goals and Strategies on Public Organization Performance	(107)
Figure 6－2	Model of the Impact of Capacity to Coordinate Technologies and Resources on Public Organization Performance	(107)
Figure 6－3	Model of the Mediating Role of Capacity to Collaborative Institutional-building Between Capacity to Coordinate Goals and Strategies and Public Organization Performance	(108)
Figure 6－4	Model of the Mediating Role of Capacity to Collaborative Institutional-building Between Capacity to Coordinate Technologies and Resources and Public Organization Performance	(110)
Figure 6－5	Model of the Mediating Role of Capacity to Collaborative Cultural-building Between Capacity to Coordinate Goals and Strategies and Public Organization Performance	(112)
Figure 6－6	Model of the Mediating Role of Capacity to Collaborative Cultural-building Between Capacity to Coordinate Technologies and Resources and Public Organization Performance	(113)
Figure 7－1	Venn Diagram of 22 Public Hospitals	(134)

第一章

绪　论

Modern redistribution is the achievement of social equity through public services and alternative income, at least in the areas of health, education and old age. Modern redistribution is based on the logic of rights and the principle of equality of access to basic public services for all.

——托马斯·皮凯蒂（Thomas Piketty）
《21 世纪资本论》

第一节　研究缘起

本书研究缘起于笔者对青海省 M 医院访谈调查中记录下的医疗组织协同治理困境（如图 1-1 所示）。

西宁市 M 医院破除以药养医机制后，政府和价格补偿目前暂未到位。青海省财政基本补助投入占公立医院总收入的 8%—10%。2017 年 1—10 月、2018 年 1—10 月、2019 年 1—10 月 M 医院因药品零加成减收分别为 5465.32 万元、5514.06 万元和 6220.09 万元，价格调整补偿收入分别为 1185.27 万元、2051.13 万元和 3094.90 万元，价格补偿率分别为 21.69%、37.20% 和 49.76%，医疗服务项目中内涵一次性耗材分别支出 805.70 万元、1268.35 万元和 1515.93 万元，剔除内涵一次性耗材支出后的价格补偿收入分别仅为 379.57 万元、782.78 万元和 1578.97 万元，剔除内涵一次性耗材支出后的价格补偿率分别仅为 6.95%、14.20% 和 25.39%（如表 1-1 所示）。

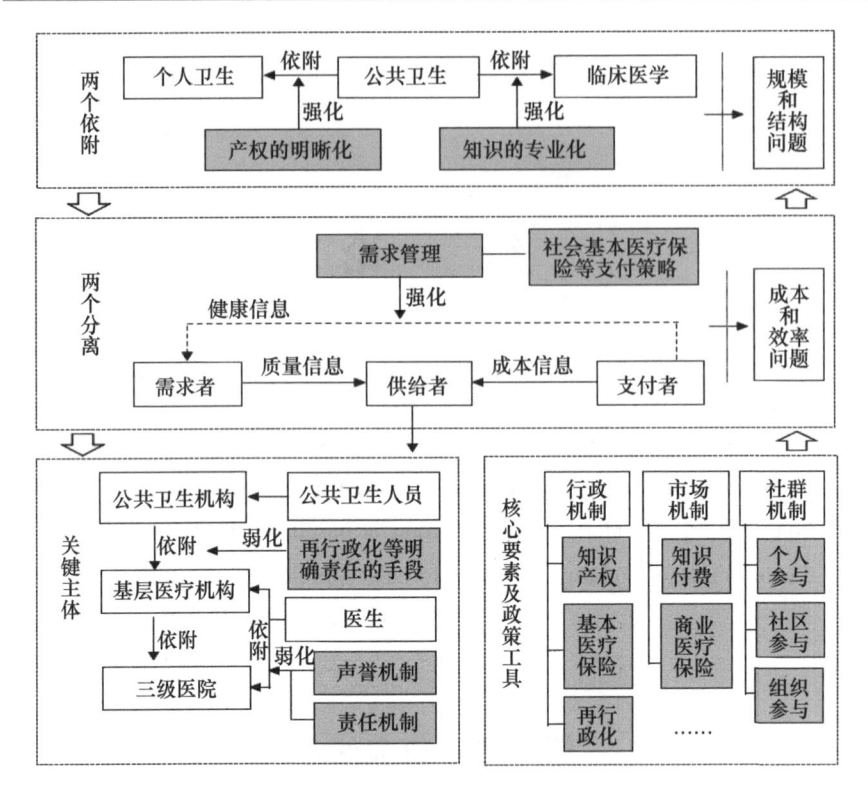

图 1-1 M 医疗组织协同治理困境

表 1-1　2017 年 1—10 月、2018 年 1—10 月、2019 年 1—10 月份价格补偿收入统计

（单位：元）

项目	2017 年 1—10 月	2018 年 1—10 月	2019 年 1—10 月
15% 加成减收	54653170.29	55140587.58	62200902.37
调增医疗服务项目收入	324181001.91	324993039.83	334430702.31
调减医疗服务项目收入	312328290.92	304481738.73	303481675.18
价格补偿收入	11852710.99	20511301.10	30949027.14
内涵一次性耗材支出	8057004.92	12683486.77	15159287.47
剔除内涵一次性耗材支出后的价格补偿收入	3795706.07	7827814.33	15789739.67

资料来源：M 医院财务处。

M 医疗组织协同治理困境主要表现在以下几个方面。

第一，M 医院医事服务费价格差异、长处方制度和扩大基层药品目录制度引导部分开药患者留在基层，患者分流效果明显，但目前监测到有患者返流到三级医院的现象发生。据访谈了解，因为很多患者同时开多种药，当有一种药基层没有还需返回大医院。患者下沉效果的持续性主要受到基层医疗机构承接能力的影响，部分患者从三级医院开药后到基层机构输液，但患者和基层医疗设施不具备储存该药品的能力，医务人员缺乏药品使用经验，患者只能返回三级医院。另外，患者下沉后，缺乏基层医务人员的状况进一步凸显，基层医务人员的工作量加大，诊疗难度也有所增加。基层医疗机构的承接能力体现在医疗水平和医务人员数量，基层医疗机构服务能力需要提升。

第二，患者流量的新增以及随之而来的风险和工作量的增多，以及对服务水平的更高要求，都导致了基层的压力增大。长处方和目录放开、三级医院的医事服务费等都让患者更多下沉到基层。然而，基层医务人员受事业单位绩效工资总额的限制，其工资水平相对较低（与医院、其他一线城市的医务人员等待遇相比）。由于薪酬水平太低，留不住高精尖人才。总体上医务人员认为收入仍然偏少，而改革后患者流向的明显变化更凸显了原薪酬安排中存在的问题。医务人员与在同地区企业中工作的管理人员和在上海等其他一线城市的医务人员收入相比仍然偏低。M 医院反映留不住人，许多医生来基层工作几年，有了户口或生小孩以后，就转去大医院工作了。而在更为艰苦的偏远地区，吸引和保留高水平专业人员的挑战更大。近年来，受地域环境、经济水平和薪酬薪资等因素的影响，医院自主培养的高层次人才流失。M 医院自 2016 年至 2019 年，流失人才共 59 人，高层次人才流失 21 名，其中包括博士 5 人和副高以上职称 16 人，人才流失呈逐年上升趋势。截至 2019 年 9 月底，M 医院共有职工 3378 人，在编在职人员 1210 名，在编在职人员仅占现有职工的 35.82%。从 1995 年至今，上级部门对 M 医院在职在编人员及离退休人员的财政拨付标准为 50%，2168 名编外人员的工资、医疗保险、养老保险及绩效考核工资等由 M 医院自行承担。财政基本补助拨付比例未按 M 医院工作量的增长增幅进行相应调整。2019 年，财政拨付的基本补助收入占比仅为 18.61%；离退休人员的财政基本补助收入占比仅为 52.14%。由于上级财政基本补助收入不足，M 医院资金压力较大，难以负担全院在职、离退休人员的经费开支。随着 M 医院基本人才队伍的壮大，M 医院人员经费支出逐年增加，2016 年 M 医院人员经费占医院总支出的 37.62%，

2019年为40.88%。2016年财政基本补助收入占医院人员经费支出的比例仅为17.77%，2019年仅为20.23%。M医院作为公益性医院，人员经费支出的80%由医院自筹，资金压力逐年递增。

对于社区的挑战主要是人才人员短缺问题。对于病人，好的地方是大院放得下，我们接得住才能接得好，我们去年一年基本能解决，这没问题。但是接得好，要持续发展，那要有人干活。(社区卫生服务中心 M0-024)

患者留得下留得好，或者接得住接得好，那我们社区的人员留得下，留得好，使用比较开，那怎么做，还需要我们加大努力，提高绩效工资。三级医院的医生收入都20多万，我们社区的才十多万，就差得太多。(社区卫生服务中心 M0-032)

第三，二级医院医务人员从上到下都存在一种迷茫的状态。一方面，他们认为二级医院的患者被社区和三级医院分流。专家号与三级医院价格接近，因此患者遇到重大疾病更倾向于去找大医院的专家就诊，而普通疾病由于基层报销后的就诊费用很低，药品目录通道也打通了，因此患者被明显分流。根据某区医院院长的分析，"专家号现在我们减少一半……有20%挂普通号了，还有30%就上到三级医院里去了"，医院的损失较为明显。同时，二级医院也承担了三级医院中不能通过短期治疗痊愈的复杂患者，包括多病共患的病人在分科很细的三级医院中要去不同科室看病，而在二级可以更为集中。少数人将改革中"调结构"的目标理解为政府要让二级医院优胜劣汰。

我觉得一个是工作量比较大，再一个是风险也会提高。因为像有些病人，他本来可能去大医院，但大医院涨价了，他可能就首先选择社区医院了，对有些病情复杂程度更高的病人，他也会下沉下来，所以我觉得医疗风险也增加了。……我们除了基本医疗的任务之外，公共卫生的任务也是比较重的，以前很多需要我们上门，然后是签约，还有我们要做的就是功能社区的管理。我们实际签了几个功能社区，那都要定期去做健康教育，甚至为人家做体检、讲座。所以这些做多了，我可能没有那个能力，就相当于基本医疗的任务重。而且随着医改目标的逐步实现，社区还有医联体、三级医院、二级医院做这个社区的首诊、分级诊疗，那实际上对基层、一级医院的压力就比较大了，所以日后可能来说这方面的压力会越来越大。我觉得随着职责的逐渐落实，压力会越来越大，这样的话，我觉得

一级医院无论从人员从专业这一块，整个会比原来的压力大很多。（M医院MO-056）

我国医疗卫生服务领域的"两个依附"现象与"两个分离"问题依然存在。

第一，"两个依附"现象。一是依附于个人卫生，表现为疫情防控各项举措必须建立在每个人做好个人卫生的基础上，如做好居家防护、出门戴口罩、与他人保持距离等行为；二是依附于临床医学，不仅公共卫生依附于临床医学，这种"依附"现象还存在于临床医学内部，也就是基层医疗机构对三级医院的"依附"。

第二，"两个分离"问题。"两个依附"现象之所以出现，是由当前医疗服务所处的经验医疗阶段决定的（李妍嫣等，2009；廖新波，2010；王虎峰，2012；王文娟等，2017）。因为大多数医生将声誉让渡于医疗卫生机构、将责任加诸医疗卫生机构，使我国医疗服务领域普遍存在"两个分离"的问题：一是医疗组织的合作存在着剩余控制权和剩余索取权分离的问题（如图1-1所示）；二是医疗服务系统的供给与需求分离的问题，阻碍了卫生服务质量的提升（普力克等，2011；张茅，2012；齐亚强，2012）。

第二节　研究背景

深化医改要求建立基本医疗卫生服务制度，并将其作为公共产品向全民提供。推进治理能力现代化和加强国家治理的整体设计有利于克服体制的障碍，全面深化改革进程。改革程度越深，更应关注改革的影响，促进协调各种改革政策、相互加强互补性和部署过程改革的成果，以全面深化改革为总体目标。

健康中国战略是推进国家治理体系和治理能力现代化的重要内容。健康是人类社会共同关心的话题。习近平总书记指出："没有全民健康，就没有全面小康，要为人民提供安全有效方便廉价的公共卫生和基本医疗服务。"健康中国战略的实现，离不开健康协同治理的有力支撑。国家卫健委明确陈述分级诊疗制度的基本要求、实现手段和针对不同级别医院间的要求，为实践"大健康、大卫生"理念提供了有力抓手。十九届五中全会明确提出"要强化提高人民健康水平的制度保障"。习近平总书记在党的二十大报告中强调,要推进健康中国建设,把保障人民健康放在优先发展的战略位置,完善人民健康促进政策。

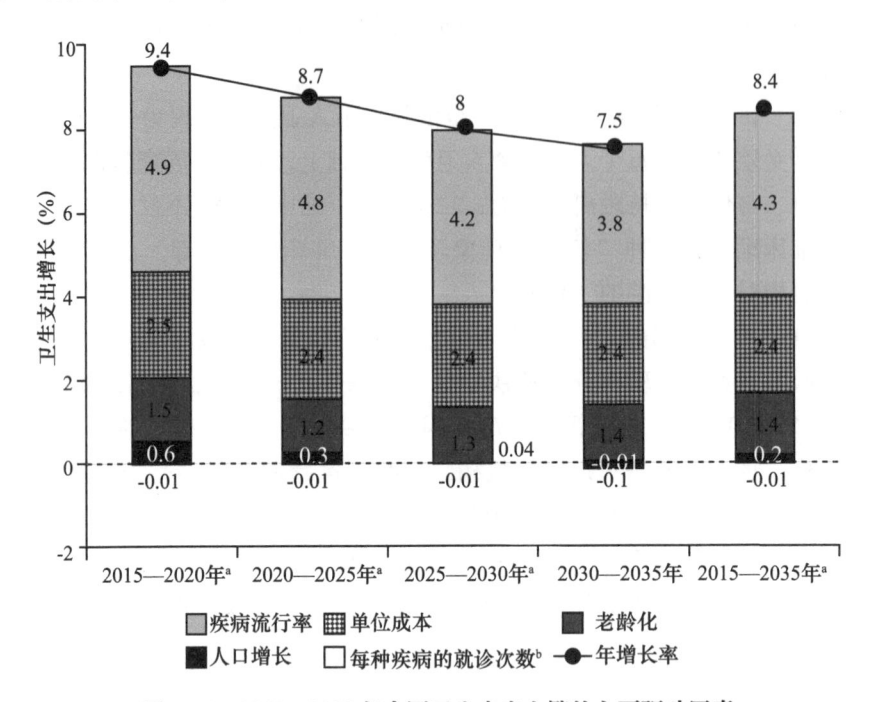

图 1-2 2015—2035 年中国卫生支出上涨的主要驱动因素

说明:a. 增长率为 -0.01% 适用于人口负增长的情况。

b. "每种疾病的就诊次数"指的是在 19 类疾病中每种疾病发作所涉及的门诊次数或住院次数。

资料来源:世界银行的估算。

医疗服务是一个医学、经济学、管理学等多学科交叉的研究领域(皮特·纽曼,2003),涉及医疗服务机构、医生、患者、药品生产销售等多个复杂主体。近年来,我国医疗卫生服务体系和能力建设不断完善加强,医疗服务取得高质量发展,但仍然有一些问题困扰着我国医疗卫生事业的发展(中国人民大学中国宏观经济分析与预测课题组,2018)。近年来中国卫生的投入明显增加并没有体现为健康水平的显著改善,与卫生支出水平相近的国家相比,中国的预期寿命较高,超过了许多国家的水平,但在全球的相对优势地位却有所下降(如图 1-3 所示)。一方面,我国医疗机构内部缺乏组织跨领域密切配合,组织协调决策难度大,医疗服务体系碎片化；另一方面，缺乏医疗组织部门间业务协同的规划，协同壁垒尚未消除。迫切需要构建医疗大数据应用系统，包括公共卫生、医疗服务等应用系统的数据收集、数据信息集成等服务。医疗卫生服务体系的建设需要多方参与，但协同成本较高。

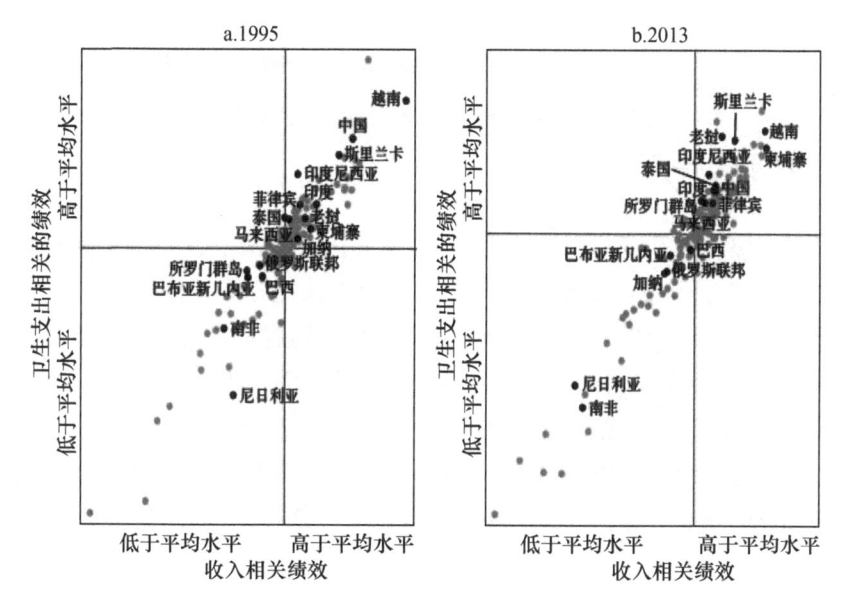

图1-3 卫生支出与收入相关绩效（预期寿命）的国际比较

说明：以出生时的预期寿命作为指标衡量绩效。纵轴和横轴均为对数标尺。

资料来源：Global Health Expenditure Database，世界卫生组织，http://apps.who.int/nha/database；世界银行，2015。

习近平总书记多次强调，全面深化改革，全面者，就是要统筹推进各领域改革，这项工程极为宏大，零敲碎打调整不行，碎片化修补也不行，必须是全面的系统的改革和改进，是各领域改革和改进的联动和集成。随着经济社会的发展，医疗卫生体制改革早已不再是医疗卫生系统内的单一问题，而是一个复杂的社会改良问题，建立基于各方利益的协同改革是"新医改"取得成功的基础（解亚红，2006；葛延风等，2007；刘军民，2012；侯佳乐等，2013）。然而，当前不管是医疗卫生服务系统内部还是与其他系统之间，均存在协同成本较高的问题（如图1-4所示）。

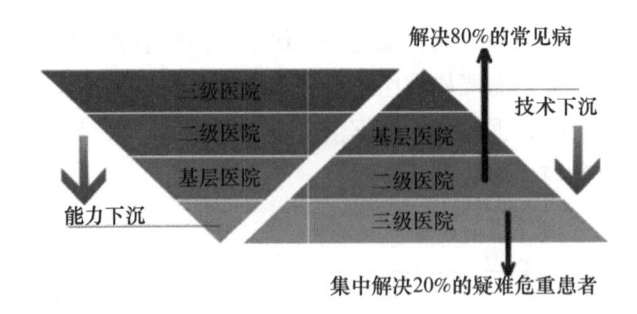

图 1-4　分级诊疗中的能力下沉和技术下沉

资料来源：笔者自制。

医疗服务是供给侧改革的一个重要方面（李斌，2013；史慧玲等，2017）。中国经济供给侧的根本问题是供给不均衡及有效供给不足，供给不足与供给过剩同时存在（周雁翎，2003；周其仁，2008）。"看病难、看病贵"，根本上是由于医疗服务系统的供给与需求不相称导致的（詹姆斯·亨德森，2008；张录法，2012），一方面是医疗服务有效供给不足，另一方面是医疗组织的协同能力不足。本书立足于国家治理体系和治理能力现代化的现实需求，分析协同治理能力如何影响公共组织绩效。

第三节　研究问题

在改革实践中，政府部门及相关学者逐渐认识到医疗卫生系统需要各利益主体（子系统）的协同参与，改革目标与举措需要协同（Synergistic）于整个社会的运行规律。当前国内外对医疗卫生体系模式的研究较多，但对融合协同机制的研究相对较少，已有对协同改革的探索大都停留在协同的可行性探讨或就协同谈协同的层次（赵云，2015；马雪松，2016），没有深入挖掘协同治理能力对公共组织绩效的影响机制。因此，本书将着力解决三个问题：第一个问题研究协同治理能力对公共组织绩效影响的主要影响因素，研究医疗组织融合协同的基础；第二个问题研究协同治理能力对公共组织绩效的主要影响机制，研究设计推动协同治理能力提升的政策工具；第三个问题是针对我国医疗协同治理中的具体问题，提出推动融合协同和公共组织绩效提升的政策建议。通过研究中国特色的医疗卫生协同治理理论，利用好"两个依附"现象，解决好"两个分离"

问题，对丰富协同治理研究、提高公共组织绩效具有重要的理论意义和现实意义。

第四节 研究意义

一 理论价值

第一，探索新的研究范式。首次探究了中国情境下协同治理能力对公共组织绩效的影响和内在机制，一方面验证了协同目标战略能力、协同技术资源能力对公共组织绩效的直接影响，另一方面进一步深入探究了协同治理能力与公共组织绩效之间复杂的作用机制，即协同制度建设能力、协同文化建设能力发挥显著的中介作用，对协同治理能力进行了横向细分，进而扩展了协同治理能力的研究维度，对于丰富协同治理研究、提高动态竞争环境中的公共组织绩效具有理论意义。

第二，突出中国特色。在医疗卫生协同治理中，我国具有鲜明的中国特色。这些实践之所以取得成功，离不开我国医疗卫生服务市场特有的规模及结构特点。本书将立足这些实践和特点，拓展协同治理能力在医疗服务这个公共管理领域的研究场域，为发展公共管理的协同治理理论贡献来自中国医疗组织的经验证据，为探索中国特色的医疗卫生协同治理理论提供有价值的参考。

二 应用价值

第一，"新医改"需要各利益主体（或子系统）的协同参与。基于就医论医的范畴难以实现"新医改"的目标，虽然当前已有超出这一范畴的探索，但这些探索大都集中于中观微观的领域，并未从社会整体财富的视角进行探讨，缺乏协同的思想与方法。本书旨在挖掘协同治理能力对公共组织绩效影响机制的突破口，这不仅是对中国特色的医疗卫生协同治理能力的研究方式和基础理论进行创新，还为医疗组织乃至整个公共组织治理实践提供参考。

第二，医疗组织绩效相对低下是困扰很多国家的共同难题。本书将通过研究协同治理能力是以何种方式来影响医疗组织绩效，探究提升医疗组织绩效的条件，助力打破医疗卫生投入高、难见效的困境。医疗服务是供给侧改革的一个重要方面，探索中国特色的医疗卫生协同治理机制，完善医联体的建设和提高医院的效率，也可以为中国全面的供给侧改革提供经验和动力。

第五节　研究方法

本书运用质性和量化的混合研究方法，研究组织协同治理能力对于公共组织绩效影响的主要因素和因果机制，包括基于 Unicet 软件的文献计量分析，基于 Nvivo 软件的扎根理论分析，基于过程追踪法的多案例比较分析，基于 Amos 软件的结构方程模型实证研究，基于 QCA 方法的定性比较研究等。

一　基于 Unicet 软件的文献计量分析

公共政策文献是政府行政过程可追溯的真实记录。对公共政策文献进行量化研究有助于挖掘隐藏在政策文献背后的政策意义。本研究搜集各级政府部门的政策性文件，进行政策文献计量分析，包括《中国统计年鉴》（国家统计局）、《产业统计年鉴》（国家统计局、国家发改委）等。本书以医疗卫生健康政策的演进为基础，将我国 1979—2019 年医疗卫生健康管理机构间互动网络与演进机制分为五个阶段进行考察与分析，包括公费医疗阶段、市场化医改初期阶段、市场化医改中后期阶段、党的十八大以来的医改形成多方监管的混合医疗阶段、健康中国战略阶段。运用 Unicet 6.0 软件计算不同时期的网络中心势和网络群体密度，依据医疗卫生健康管理机构联合发文的矩阵关系绘制合作图谱。其中，不同的节点代表不同的政府医疗卫生健康管理机构，节点的大小代表与其他医疗卫生健康管理机构联系的数目，连线越粗代表与其他机构之间的联合行文次数越多。

二　基于 Nvivo 软件的扎根理论分析

扎根理论（Grounded Theory）需要系统地收集资料，通过反映现象的本质内核来发现概念。通过分析这些概念之间的关系，建立相关社会理论的实际构建理论。为了落实理论，它必须得到经验数据的支持，从而上升为系统理论。运用扎根理论分析医疗组织"协同治理能力"对公共组织绩效的影响，通过三阶段编码和范畴提炼，结合半结构化访谈、资料收集、开放式编码、主轴编码、选择性编码，分析协同治理能力对公共组织绩效的主要影响因素。

三 基于过程追踪法的多案例比较研究

首先选择医药分开政策时期和医耗联动政策时期的案例进行深入纵向剖析，揭示协同治理能力对公共组织绩效的影响，以最相似案例的对比来加强因果推断。其次采取案例研究和过程追踪的方法，研究协同治理能力对公共组织绩效的影响机制，通过四个组织协同治理能力的分析进一步揭示出因果机制，回答协同治理能力对公共组织绩效影响的问题。另外对理论框架进行稳健性检验，一个理论框架如果能以相同的逻辑去解释越多的因变量，这个理论框架的解释力也越强。

四 基于 Amos 软件的结构方程模型实证分析

结构方程模型（SEM）可以分析模型中的自变量对因变量的总体影响、直接和间接影响。结构方程模型通常涉及五个基本步骤：模型规范→模型识别→模型估计→模型评估→模型修改。本书采用 Amos 结构方程模型，对 22 家公共部门的 2640 名员工进行实证研究，以探讨协同治理能力对公共组织绩效的影响。

五 基于 QCA 方法的定性比较研究

定性比较分析法（QCA）有很多定量分析法和定性分析法无法比拟的优点。第一，QCA 方法可以解决原因的复杂性，即连带因果关系。量化研究方法只能处理线性相关关系，而 QCA 可以发掘复杂的、非线性的因果关系，适用于涉及多层变量的管理研究。相同的因素可能会产生不同的结果，具体取决于其发生的环境。单个条件的因果作用只有与其他条件（配置，路径）结合时才能发挥出来（Ragin，2006）。第二，QCA 的因果复杂度具有等价性。通往罗马的道路很多，这意味着结果可以有几种相互不排斥的原因解释。第三，QCA 方法可以分析不对称的因果关系，其理想结论是单个因素对特定结果而言是必要不充分条件，而这些因素的原因组合对结果而言却是充分不必要条件（Schneider et al.，2012）。第四，QCA 方法具备可复制性和透明性。QCA 技术建立在布尔代数和集合论之上，具备研究的可复制性；而学者在分析的多个环节都可以做出选择体现了透明性的特点，方便其他学者进行验证。本书运用定性比较分析法分析协同治理能力对公共组织绩效的影响机制。

第六节 研究数据来源

一 质性研究数据来源

本书的第一个素材渠道是国家和北京市卫健委官网、《卫生统计年鉴》获取的数据、整合工作简报等。第二个素材渠道是北京市医管中心成立7年间22家市属三级医院的绩效考核成绩和各科室考核结果，以及300多家公立二级医院和社区卫生服务中心的数据。第三是通过访谈获取资料，为了解协同治理能力对公共组织绩效的影响提供了有利证据，经过3年，笔者深度访谈了43位人员，访谈资料共计21万字。

表1-2　　　　　　　　　　　质性研究数据来源

资料来源	资料	提供信息
一手资料	北京市医保数据库	患者信息（年龄、性别、医保类型）、就诊信息（疾病分型、介入治疗）及费用信息（总费用、检查费用、药品费用、诊疗费用）
一手资料	北京市医管中心资料	北京市医管中心成立7年间22家市属三级医院的绩效考核成绩和各科室考核结果，以及300多家公立二级医院和社区卫生服务中心的数据
二手资料	国家和北京市卫健委网站	相关政策文件
二手资料	卫健委统计资料	病床周转次数、出院者平均住院日、执业医师数、次均门诊药品费用、次均门诊检查费用、次均住院药品费用、次均住院检查费用、次均住院治疗费用、住院手术人次、平均每名医师年担负诊疗人次、平均每名医师全年担负住院床日、大型医疗设备总值。
二手资料	北京市区域统计年鉴	地区生产总值、当年常住人口数、每千人口执业（助理）医师数
访谈资料	访谈资料21万字	协同治理能力对公共组织绩效的影响、医院的应对措施等

＊说明：访谈提纲见附录A。

二 定量研究数据来源

本书选取北京市22家医院的医务人员作为案例进行研究。首先，以扎根理论研究和文献回顾为基础，编制了本书的初步量表，并请专家对字词进行了修正和调整，提升了量表的内容效度。其次，对量表进行初步调查，根据反馈进一步修改问卷，完成问卷终稿，在最终统计分析的样本中不包括这些调查样本。最后开展大规模调研，共针对医务人员发放调查问卷2640份，回收有效问卷共计2200份，有效问卷回收占比为83.3%。

表1-3　　　　　　　　　定量研究数据来源

名称	级别	等级	类别	所属区域	编制床位
首都儿科研究所	三级	甲等	专科医院	朝阳区	400张
清华长庚医院	三级	甲等	综合医院	昌平区	1500张
北京老年医院	三级	甲等	综合医院	海淀区	800张
北京回龙观医院	三级	甲等	专科医院	昌平区	1369张
北京安定医院	三级	甲等	专科医院	西城区	800张
北京小汤山医院	三级	甲等	综合医院	昌平区	577张
北京地坛医院	三级	甲等	综合医院	朝阳区	1600张
北京佑安医院	三级	甲等	专科医院	丰台区	750张
北京胸科医院	三级	甲等	专科医院	通州区	900张
北京口腔医院	三级	甲等	专科医院	东城区	100张
北京妇产医院	三级	甲等	专科医院	朝阳区/东城区	660张
儿童医院	三级	甲等	专科医院	西城区	970张
北京肿瘤医院	三级	甲等	专科医院	海淀区	790张
北京中医医院	三级	甲等	中医院	东城区	610张
宣武医院	三级	甲等	综合医院	西城区	1381张
北京世纪坛医院	三级	甲等	综合医院	海淀区	1100张
北京安贞医院	三级	甲等	综合医院	朝阳区	1500张
北京天坛医院	三级	甲等	综合医院	东城区/丰台区	1650张
北京积水潭医院	三级	甲等	综合医院	西城区/昌平区	1500张
北京朝阳医院	三级	甲等	综合医院	朝阳区	1900张
北京同仁医院	三级	甲等	综合医院	东城区/亦庄区	1759张
北京友谊医院	三级	甲等	综合医院	西城区/通州区	1256张

第七节　框架结构与内容简介

本书共有八章内容。第一章为绪论，包括研究缘起、研究背景、研究问题和研究意义，同时介绍了研究方法、研究数据来源、框架结构等。

第二章进行关键概念辨析和文献回顾。首先，本章厘清了协同治理、协同治理能力、公共组织绩效等相关概念之间的关系。其次，本章基于对协同治理视角的回顾，对协同治理应用于医疗组织绩效评估进行了再剖析。然后运用 Unicet 软件进行文献计量，分析医疗管理机构的合作与分工，分析不同阶段的健康政策演进过程中，我国医疗卫生健康协同机制的主要特点。选取 1979—2019 年国家层面发布的 1145 份医疗卫生政策文献，以健康中国战略的演进为基础，将我国医疗卫生健康管理机构间互动网络与演进机制分为五个不同阶段进行分析。最后进行研究评述与理论空间分析，发现目前缺乏协同治理能力对公共组织绩效的影响研究，以及忽略了协同治理中协同软实力对公共组织绩效的影响。

第三章运用扎根理论分析医疗组织协同治理能力的构成要素，通过三阶段编码和范畴提炼，结合半结构化访谈、资料收集、开放式编码、轴心编码等，分析了协同治理能力对公共组织绩效的主要影响因素。经过 3 年，笔者深度访谈了 43 位人员，访谈资料共计 21 万字。

第四章为案例研究。首先选择医药分开政策时期和医耗联动政策时期的案例进行深入纵向剖析，试图揭示协同治理能力对公共组织绩效的影响机制，以最相似案例的对比来加强因果推断，论证协同治理能力对公共组织绩效存在影响。其次采取横向比较案例和过程追踪研究的方法，研究协同治理能力对公共组织绩效的影响机制。通过对四个组织协同能力的分析进一步揭示出因果机制，回答协同治理能力对公共组织绩效影响的问题。另外对理论框架进行稳健性检验，一个理论框架如果能以相同的逻辑去解释越多的因变量，这个理论框架的解释力也越强。

第五章回到文献部分，结合第三章和第四章的质性研究，进一步的理论回顾将案例研究得出的初步框架理论化，形成协同治理能力对公共组织绩效影响的研究框架和研究假设。

第六章运用结构方程模型，对第五章的研究假设进行验证分析。采用 Amos 结构方程模型，对 22 家公共部门的 2640 名员工进行计量实证研究，分析协同治理能力对公共组织绩效的影响，包括描述统计、变量间相关分析、信度分析、效度分析、共同方法偏差检验、协同目标战略能力与公共组织绩效的主效应检验，协同技术资源能力与公共组织绩效的主效应检验，以及协同制度建设能力、协同文化建设能力作为中介条件的中介效应检验等过程。

第七章运用定性比较分析协同治理能力对公共组织绩效的影响机制。选取22家公共部门，运用定性比较分析法（QCA）分析协同治理能力对公共部门组织绩效的影响机制。本章旨在揭示公共组织绩效不是依赖于协同治理能力中某一条件变量的强度，而是依赖于不同条件变量的组合。

第八章是本书的研究总结与未来展望。包含探寻合作之路、启示与政策建议、研究创新、研究不足与展望。

本书的研究思路和技术路径如图1-5所示：

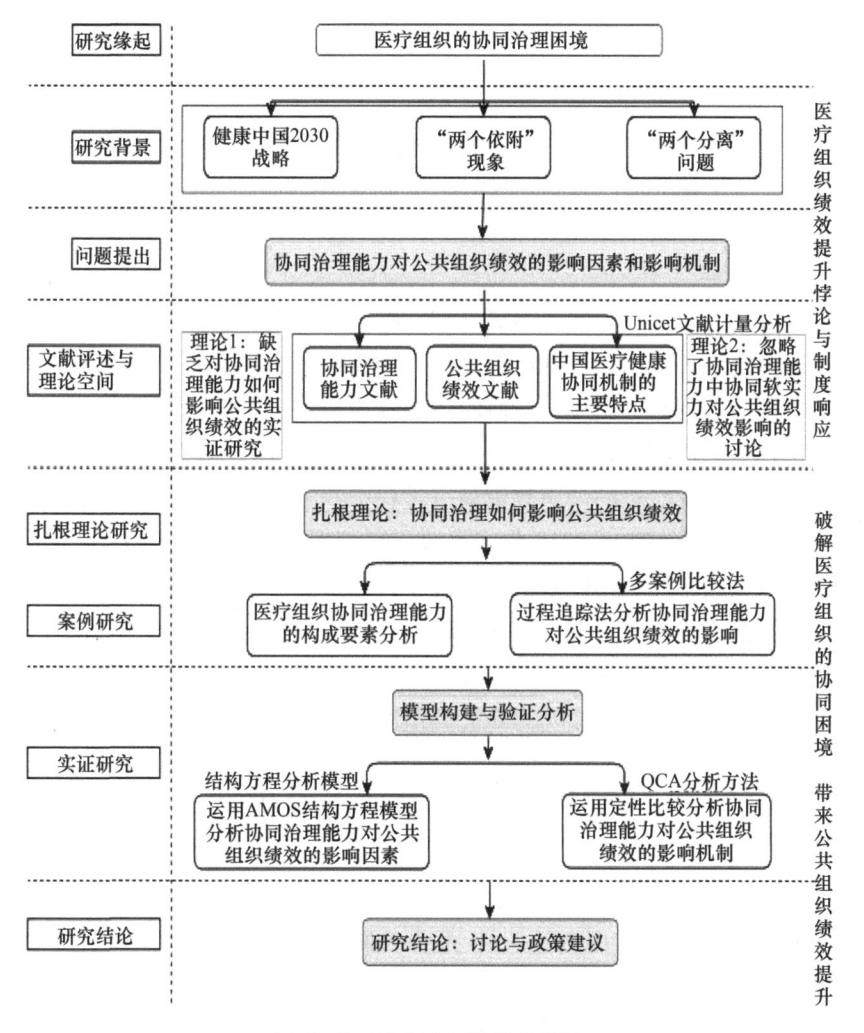

图1-5 研究思路和技术路径

第二章

国内外文献综述

Disease is the dark side of life, a more troublesome form of citizenship. Everyone who lands has dual citizenship, one belonging to the kingdom of health and the other to the kingdom of disease.

——苏珊·桑塔格（Susan Sontag）《疾病的隐喻》

本章对与研究相关的基本概念和文献进行了回顾。首先，厘清了协同治理、协同治理能力、公共组织绩效等相关概念之间的关系。接下来，基于对协同治理视角的回顾，对协同治理理论应用于医疗组织绩效评估进行再剖析，然后运用 Unicet 软件进行文献计量分析医疗管理机构的合作与分工，分析不同阶段的健康政策演进过程中我国医疗卫生健康协同机制的主要特点。选取 1979—2019 年中央政府层面发布的 1145 份医疗卫生政策文献，以健康中国战略的演进为基础，将我国医疗卫生健康管理机构间互动网络与演进机制分为五个不同阶段进行分析。最后进行研究评述与理论空间分析，发现目前缺乏协同治理能力对公共组织绩效的影响研究，以及忽略了协同治理中协同软实力对公共组织绩效的影响。

第一节 关键概念辨析

一 协同治理

亚当·斯密在《国富论》中提出"制造生产中所用的器具、科技、知识，每个人都需要分工和成千上万工人的合作，否则普通民众在一个文明国家里很难享用一件普通平凡的日用品"。马克思在《资本论》中指出，一切规模较大的直接社会劳动或共同劳动，都或多或少地需要指挥，以协调个人的活动，并执行生产总体的运动——不同于这一总体的独立器官的运动——所产生的各种一般职能。管理中的"协同"于1965年由管理学家安索夫（Ansoff）引入。他指出协同作用是组织通过其业务单位相互协同，组织创造的价值大于个体及其组成部分。Hermann Haken（1983）对协同理论进行了系统阐释，并发展成为一门整合管理协同、社会协同等领域的综合学科。

关于协同治理理论的概念和特征，国内外学者从不同的角度进行了分析。包括组织间关系的协同（Warren，1967；Alexander et al.，1998；Ring et al.，1994）、网络的协同（Provan et al.，1995；Putnam，2000；O'Toole et al.，2005）以及集体行动的逻辑（Olson，1971；Ostrom，1990）。大多数学者都认为合作和协同治理在以下方面有所不同，包括多主体之间相互作用的深度、整合、承诺和复杂性。合作处于连续性的低端，而协同治理则处于高端（Catherine et al.，1993；Himmelman，1996；Mattessich et al.，1997）。一些学者认为，协同治理的目标不一定是政府，也不应该完全依赖政府强制力量来实现这一目标（Rosenau et al.，2007）。环境的复杂性不断提高以至于使"地面动起来"，这就要求组织之间建立联系。在一个社会中依靠公共部门、营利性部门和非营利部门的差异优势来克服弱点或失败，并为创造公共价值做出贡献。另一些学者认为协同治理在很大程度上依赖于伙伴关系，它是一种治理模式，可以平衡不同非政府组织的理念，提高公共价值并提供广泛的创新业务关系（Goldsmith et al.，2004）。

协同治理位于一个动态的系统环境中，包括资源或服务条件、政策和法律框架、社会经济和文化特征、网络特征、政治动态和权力关系以及冲突等。汤姆森和佩里（Thomson，Perry，2006）认为公共管理者应将目光放在协同过程的"黑匣子"中，提出了协同的五个过程维度：治理、管理、信任规范、相互关系和组织自治。公共管理人员必须了解这五个方面，并有意识地进行管理才能有效地协同。想要成功解决诸如流行病或恐怖主义等全球性问题以及诸如收入阶层与种族之间的教育成就差距问题，协同是必要且合乎需要的，但研究证据表明协同治理并不容易。位于密歇根州的AmeriCorps计划负责人总结了管理者们对协同的不安感：合作就像干酪，偶尔闻起来难闻且容易分离（Thomson et al.，1998）。汤姆森（1999）使用隐喻来描述合作，例如"走进别人的鞋子"、"氢和氧原子结合形成水"和"黄色和绿色圆圈结合形成更大的蓝色圆圈"。组织协同不是万能药，组织合作也并不能解决所有问题，也确实有些问题解决得很糟糕，有些解决方案却适得其反。部分原因是，事物之间的相互联系使得整个系统中任何地方的变化都充满意外，有时甚至是危险回荡（Luke，1998），复杂的反馈效应比比皆是（Senge，2006），如何协同和有效应对相互联系的问题是一个重大挑战。然而，对于公共管理人员而言，协同治理已成为当务之急。权力下放、技术快速变化、资源稀缺以及组织相互依存关系不断增强，从而推动了协同治理水平的提高。

二 协同治理能力

"治理"这个术语一直意味着一种有序的规则体系，它既适用于公共部门，也适用于私营部门。在集体行动的背景下，奥斯特罗姆（Ostrom，1990）将治理视为通过共同确定的规则来规范个人和团体的行为。Rosemary 等（2006）将治理定义为一种指导过程的手段，该过程影响着公共、私营和民间部门的行动和决策。更具体地说，治理是通过协调和监督等一系列活动，使协同伙伴关系或机构关系得以发展（Bryson et al.，2010）。弗朗西斯·福山（2014）认为政府治理的能力包括规则的制定、服务的提供、标准的遵守等要素。有学者认为协同治理能力是对外部组织的管理与协调能力，也有学者认为是对内部组织的管理和控制。Lynn 等（2013）澄清了新政府的概念，认为新的治理将取代政府的角色。治理作为一种新兴的社会指导模式，超越了政府的范畴，因为它不仅扩大了非政府组织机构的作用范围，而且更依赖于商议，而不是代表民主，这构成了一种新的治理模式，研究了有效治理影响政府绩效的作用。医疗卫生健康的治理逐渐将重点放在主体之间的交互和协同管理上。

协同治理合作的成功取决于标准化的操作流程和组织间的协同能力，以解决不同子系统之间的差异和协同（Andrews et al.，2010）。已有文献对于协同治理合作的研究归纳为三个层面。第一，协同治理目标，即将知识、信息、过程和服务结合起来，实现共同管理、利益协调和战略目标。第二，协同合作内容，包括资源合作、技术合作和管理合作三个维度（Bryson，2004；Donna，2016）。第三，协同治理跨越的边界层次，包括纵向关系和横向关系。从横向和纵向两个维度，提出政府管理该地区共同面临的公共问题，通过政府之间的合作和共同管理，以及协商、补偿、成本分配等措施最大化该地区的共同利益（Agranoff，2006）。此外，不同的文化背景或地理分布构成可能导致协同成员之间无效交流、误解或冲突；而管理、技术和经济发展水平的差异构成了共同发展的边界（Scholl et al.，2012）。

三　公共组织绩效

西方学者对绩效（Performance）的定义主要包括三种：第一种是"结果理论"，即绩效是完成任务或实现目标；第二种是"行为理论"，强调过程和行为中所反映的表现；第三种是"能力理论"，机构或主管部门以经济方式获取资源并提质增效地使用资源以实现绩效目标的能力（马国贤等，2018）。政府是一个有多个目标的主体，在不同的目标下有不同的绩效标准。"不能衡量，就不能管理。"需要政府采取满足不同利益相关者的要求来评价政府管理良好还是政府管理不善（Kravchuk et al.，1996）。20世纪初，纽约市政府出现了对于政府绩效评估的尝试（盖伊·彼得斯，2008）。自20世纪40年代，美国政府绩效评估飞速发展（高芳英，2012）；六七十年代，美国政府实行了目标管理、零基预算等绩效管理方式（曹琦等，2010）。英国（龚文君，2012；杨红燕等，2015；方易，2016）、日本（沈洁，2004；顾亚明，2007；广井良典，2009；刘晓梅等，2010；丁锦希等，2010；赵永生，2013；黄万丁等，2016）、德国（张桂林等，2001；高连克，2005；郭小沙，2007；隋学礼，2012；周毅，2012；樊鹏，2013）、澳大利亚（伍琳等，2017；张绘等，2017）、俄罗斯（高明非，1997；刁莉等，2003；庄晓惠，2011；童伟等，2014；王星等，2014）、加拿大（范桂高，2004；顾昕，2011；季丽新，2012）等国在医疗卫生组织开发了新的绩效标准和考核方式。Grizzle（1985）认为政府的综合绩效评估系统需要提供政府运作各方面的信息。新公共服务研究（NPS）进一步强调政府绩效中的价值取向（蓝志勇等，2008）。政府作为服务供给者的质疑（戴维·奥斯本等，1996），一方面是由于政府在福利国家危机期间提供的公共服务不足，另一方面则是由于需要满足公民对不同服务的需求（倪星等，2010）。改善服务是当代公共管理辩论的核心。世界各国政府已经推行了一系列改革，以提高公共组织的效率和反应能力（Batley et al.，2004；Pollitt et al.，2004）。OECD将绩效管理定义为：绩效管理是组织管理的整合，关于信息评估、绩效监测和绩效评估。政府绩效管理是基于对绩效的追求，它将绩效目标、工作预算、工作拨款和绩效评估作为关键阶段（吴建南等，2006）。公共组织绩效是政府工作的重要组成部分。政府的目标多元化、公共属性和非营利化使评估公共组织效率变得困难（王虎峰，2009），但评估政府效率的核心问题是"公共责任执行"和"公民满意度"（郑方辉等，2013）。借鉴Andersen等（2016）的研究，政府绩效评估有五个视角。"如何提升公共组织绩效"是政府改革和公共管理学术研究的中心问题。如果不考虑纯粹碰运气的可能性，有效的政策和管理处方必须建立在信息的基础上——特别是关于业绩相关性的有效知识。必须采取这一关键步骤，以确定可以调整的变量，并为决策者的审议提供投入。目前的研究集中于这一目标所涉及的三个关键问题。首先，衡量公共组织绩效的合适方法是什么？其次，管理在提高（或者抑制）绩效方面发挥了什么作用？最后，无论是政治性还是组织性的项目和组织，是如何产生增强或抑制绩效的各种决定因素的？

当前文献主要从五个角度对公共组织绩效的概念和功能进行研究。第一，公共组织存在的目的是为公民和社会提供公共服务的机构。第二，为了实现公共服务的职能需要并满足人民日益增长的需求和公共利益的要求，进行适当的改造以提供有效的公共服务。第三，发展国家治理模式需要提高公共组织的效率。盖伊·彼得斯（2013）在《未来政府治理模型》中提出了四种发展模型，这将塑造未来的政府。第四，提高公共组织的绩效要求采用新的公共管理方法，并重新设计组织程序。第五，提高公共组织的绩效不仅强调公共机构的质量和成就，而且强调公众对服务过程的满意度。

第二节 公共组织绩效的三个竞争性解释

在公共部门文献中，公共组织绩效的三个竞争性解释研究包括资源依赖理论视角、政府间管理理论视角，以及网络化治理视角（如表2-1所示）。这三种研究传统发展成为高度专业化和高度独立的研究领域，具有特定的语言和分析框架（Keast et al., 2014）。三个竞争性解释会提供不同的分析视角（例如研究问题、研究方法、理论框架），但它们有三个主要局限性。首先，现有的文献综述尽管具有分析性和综合性，但仅代表了每种研究的最新水平。其次，解决特定的研究目标被"孤立地"作为独立的研究传统，而很少关注它们之间的融合、相互关系和差异。最后，与先前的局限性相关，很少关注这三种研究传统的互补性，互补性对于从不同角度研究其对公共组织绩效的影响以及在另外两种支持下增进对一种研究的理解很有用。

表 2-1　　　　　公共组织绩效影响的三个理论来源

三种视角	资源依赖理论视角	政府间管理理论（IGM）视角	网络化治理视角
定义	透视资源依赖协同关系的本质。（Pfeffer，1987；Hillman et al.，2009；Gerald et al.，2010；王文娟，2016；毛振华等，2020）	实现对这种政府间协同关系的管理。（艾维瓦·罗恩等，2004；葛延风等，2007；Yip et al.，2010；Blumenthal et al.，2015；李玲等，2018；顾昕，2019）	理解协同网络中关系的结构。（Milward et al.，2003；阿格拉诺夫等，2007；Rethemeyer et al.，2008；Graham，2009；Keast et al.，2010；张康之，2016；Ansell et al.，2017）

资料来源：笔者自制。

一　资源依赖理论视角

资源依赖理论认为，有必要了解组织的行为并强调组织对外部环境，即组织生态系统的适应性（Pfeffer，1987；Gerald et al.，2010）。组织试图减少他人对自身的控制，并经常试图增强自己对他人的控制权（Ulrich et al.，1984）。Pfeffer（1987）提出：第一，了解组织间关系和社会的基本单位是组织；第二，这些组织受制于与其他组织的相互依存网络；第三，如果不确定与组织相互依赖的组织将采取何种行动，将导致不确定性的局面；第四，组织采取行动来管理外部相互依赖性，尽管这种行动不可避免地不会完全成功，但它创造了新模式；第五，这些模式会产生作用力，并影响组织的行为，因此组织将采取其他措施来降低不确定性和相互依赖性，这样组织就可以通过制定法规制度来"创造"更有利的环境。

该理论的重要意义在于使人们认识到组织可采用多种方式适应环境，认识到存在多种环境突发事件的依赖性，以及这些关系的"多重性"，显示出了潜力。其缺点在于资源依赖理论解释的预测能力可能取决于组织自身的历史背景，需要充分探索限制其应用的自然边界（Hillman et al.，2009）。

基于资源依赖理论的视角，主要集中于协同治理中医疗资源配置的公平与效率研究，探究优化公共卫生领域资源配置的方法。相关研究分别从健康价值与公平（韩子荣，2009；刘民权等，2010；Popejoy，2011）、收入与公平（毛振华等，2020）、医疗投入与公平（王文娟，2016）等角度阐释了公共卫生效率与公平间的关系，但并未突破就医论医的范畴，所提出的资源配置的方法仍处于较低的博弈层次。

二 政府间管理理论（IGM）视角

政府间管理理论（IGM）的核心在于突破层级式的思维模式，不局限于不同层级政府之间是合作或是竞争关系，而是重点关注解决问题、应对能力和组织关系。根据已有研究的观点，医疗机构（医院、社区卫生服务机构等）是医疗服务生产与供给的主要力量，因此医疗服务系统实质为医疗机构的组合。医疗服务系统的效率主要取决于医疗机构的内部资源配置以及不同医疗机构之间的配置（张罗漫等，2000；李少冬等，2006）。医疗服务机构之间的竞争性配置，是改进医疗服务系统效率的关键（徐揆等，2007；宁德斌等，2014）。这类研究的局限性在于未能从系统论的视角看待医疗服务供给，仅仅从医疗机构入手很难从根本上解决医疗服务供给的问题。

供给层面的低效率，通常可以利用竞争机制提高效率。通过市场化改革，增强医疗机构之间的竞争可以优化医疗服务资源的配置（陈钊等，2008）。政府放开社会化办医，鼓励社会资本投资医疗领域，试图利用市场机制推动改革（Blumenthal et al.，2015）。但是，医疗服务属于存在严重市场失灵问题的领域，如信息不对称、不确定性、异质性等，竞争性的资源配置方式可能加剧资源配置的不均衡（葛延风等，2007）。市场化改革造成医疗服务机构的逐利动机加强，这已经成为中国医疗服务系统中的"顽疾"（Yip et al.，2010；李玲等，2018）。在医疗服务领域可能需要的是合理划定政府与市场的边界（周小梅，2010），促进政府与市场的合作，实现政府与市场的协同。在社会化的公共医疗保险制度下，政府实际作为医疗服务的"第三方购买者"（艾维瓦·罗恩等，2004；顾昕，2019）。国内从协同视角分析医疗服务系统的研究，集中于医疗服务供给的区域协同（孙中海等，2010；李为民等，2011；张静等，2018），以及通过信息系统建设推动区域协同。范玉成等（2011）、朱晨光等（2014）

提出以协同模式构建公共卫生服务体系。政府需要适当履行监管职能,制定和提供医疗卫生政策、设置和实施与医疗机构的规制性合约,同时从准入机制和竞争机制两方面着手维护市场秩序(Reinhardt,1989;Carol et al.,2010)。此外应充分发挥专业性医疗卫生行业组织的作用,具体表现在资格认证及准入、价格及支付补偿、质量安全保证、行业发展规划等方面(Varian,1985;顾昕,2008),重建和谐的医患关系(Manaf,2013)。基于政府间管理理论(IGM)视角研究区域协同或公共卫生服务体系的协同,局限于医疗服务机构内部的协同,而忽视了医疗服务系统中的其他主体(如医疗保险组织、社会组织、患者等)。医疗服务系统是由医疗机构、政府、医疗保险组织等多元主体构成的复杂系统(何子英等,2017),其核心问题是医疗服务的需求与供给,实现医疗服务有效供给的关键在于提升组织的协同治理能力。

三 网络化治理视角

在政策制定过程中公共管理者更加活跃,为了促进和协调在网络中的作用,在代议制民主的传统理论中分开政治制度和社会制度。治理网络对这种分离提出了挑战,并且确实是在跨国家、市场与市民社会边界的多个参与者参与的潜力的基础上构建的。从20世纪90年代末开始,公共部门学者为应对这些复杂问题,提出传统政府应与其他私营和第三部门行为者合作(Kenis et al.,2009;Isett et al.,2011;Provan et al.,2012;Menahem et al.,2013)。因此,公共部门、私营部门和社会部门之间的传统关系已经改变,现在的特点是非政府行为者在定义和实施公共政策以及提供公共服务方面的作用日益增强(Milward et al.,2003;Rethemeyer et al.,2008;Graham,2009;Keast et al.,2010)。网络化治理通常是指由公共机构负责的、根据特定规则和程序来指导和治理网络的过程,最终目的是生产和提供公共服务(Ansell et al.,2017)。网络化治理通过引导参与者之间的互动来解决问题,在参与者之间建立共识并协调组织间的活动以实现网络的目标(Mcguire et al.,2011)。换句话说,网络化治理既指网络目标的设定,也指在网络层面上管理的资源和资金的分配。

网络化治理理论主要关注医疗资源配置的可及性研究。在国外的医疗资源配置理论中,主要是美国、澳大利亚、荷兰、英国、韩国等国家的"守门人"制度。其中英国是非市场体制的代表(吴传俭,2013),美国是市场体制的代表（苏海军等，2010），澳大利亚则是混合体制的代表（刘朝杰，2009；彭颖等，2017）。"守门人"制度要求患者初诊时必须到社区医院就诊，除急救外，患者需要出具转诊单。一些学者提出了大型医院和社区医院相结合的模型，不同患者的倾向性所带来的巨大节省。对于收益问题该研究的结论是，不管患者的倾向性如何，大型医院与几家社区医院的组合是一个区域内的最佳模型。一些学者基于社区医院和大型医院对患者的可及性建立了混合整体规划模型（MIP），并在地理信息系统（GIS）的基础上建立了大型整体规划模型。还有一些学者探讨了我国医疗功能疏解中存在的一系列问题，并提出了对策和建议，正确处理中心城区的医疗功能问题是合理配置医疗资源的关键，已经成为亟需解决的问题。

协同治理的视角整合了对于公共组织绩效产生影响的三个理论来源，通过资源依赖理论分析协同关系的性质，通过政府间管理理论来实现对协同关系的管理，通过网络化治理理论来理解协同的结构和运作。超越了简单的描述性研究分析，通过对行动者关系的管理来体现出对特殊的公共管理研究的关切。从理论上对资源依赖理论的视角、政府间管理理论的视角、网络化治理的视角进行了文献综述，以实现三个研究目标。首先，本书要确定研究传统的鲜明特征，以突出差异和共性。其次，本书试图确定三个竞争性解释之间的相互依存关系，以利于确定新的研究途径。最后，尝试支持网络学者选择最合适的研究视角，以实现其研究目标。这种比较文献综述的方法可以在理论和实践层面上加强协同治理研究。此外，理论上的比较方法可以相互借鉴研究传统，有利于促进协同治理研究方法的发展。通过基于相互关系和三种竞争性解释的研究，促进公共组织绩效提升进一步向前迈进。

第三节　协同治理应用于医疗组织绩效的再剖析

与传统的行政控制不同，协同治理是由许多行动者进行的治理（阿格拉诺夫等，2007；张康之，2016；王有强等，2017）。合作可以被理解为植根于两个相互竞争的政治传统中的过程：经典自由主义和公民共和主义（Perry et al.，2004）。经典自由主义强调在利益冲突中进行谈判，并在竞争价值体系、期望和自利动机之间促成联盟。另外，公民共和主义强调无论是邻里还是国家都有着比个人更大的承诺，因此将协同视为整合过程，将差异视为审议的基础，以便达成共识："相互理解，集体意志，信任和同情以及共同偏好的实现"（March et al.，1989）。公共管理人员常常发现自己处于这两种相互竞争的协同观点之间，而有关协同的文献则倾向于反映这种关系。例如，赫克瑟姆（Huxham，1996）认为协同治理成功合作的必要条件是个人利益动机，每个组织首先必须能够通过说明其如何促进组织目标来证明其参与合作的正当性。王有强等（2015）认为只有在组织绩效更高或成本更低的情况下，协同治理合作才应被重视。一些学者（卡普兰等，2010；Lindsay et al.，2018）将协同视为一个过程的综合观点。通过该过程，看到问题不同方面的各方可以建设性地探索其差异，并寻求超出有限视野的解决方案。关于协同治理理论的基本方面，重点是研究如何在公共管理实践中有效地运作，主要方面包括协同主体、联盟关系、责任问题、共同管理能力和未来之路（Felson et al.，1978；Conner，2016；Siddiki et al.，2017）。

关于公共组织协同治理的研究主要包含如下两个角度。

首先，实现协同治理本身所需要跨域合作的角度。这个角度认为协同治理是有效整合各方利益、实现系统功能协同、职能协同与治理体系的协同效应（Mosley et al.，2019；Lahat et al.，2020）。Tom Ling（2002）分析了英国协同政府的做法和建议，在政府层面协同主要包括新型组织、新责任、新的激励措施、新的公共服务功能、新的工作形式等。Bryson等（2006）提出了跨部门协同合作的框架。Gash（2008）开发了一个协同理论模型对137个案例进行分析协同治理的机制。Lahat等（2020）提出了一个协同治理的综合框架，构建一个理论框架，包括治理协同情境因素、驱动因素和协同系统因素的过程性框架，为实施协同治理构建了一个三管齐下的视角。他们认为实现有效的实施协同治理有三个重要条件：价值、决策和环境。

其次，通过协同治理实现资源共享和集成的角度。协同治理中的大量利益相关者、相互关联的利益领域以及跨边界级别的信息量增加，都是跨边界资源和信息共享的障碍（Carlson，2007；王清，2018；唐钧等，2019）。O'Leary等（2012）对协同型公共管理理论的研究，介绍了影响协同效应的因素：背景、目标、成员甄选与能力建设、承诺鼓励措施、沟通协作、权力问责等。徐开林等（2017）及顾海等（2019）研究协同作用的区域性医疗服务筹资系统和补偿机制，分析治理模型中的组织结构、职能合作和协调机制。

医疗组织需要制定一套绩效标准（Herwartz et al.，2003），需要用来衡量医疗组织服务中的每一项进行保证的程度（Faulhaber，1975）。Emerson等（2012）将协同绩效分为产出绩效和结果绩效。其中产出绩效（productivity performance）被定义为包含协同产生的行动、结果和适应，过程绩效（process performance）被定义为协同过程的结果。随着协同治理实践的增多，协同绩效评价日益变成重要的理论问题和实践问题。Emerson等基于三层嵌套协同治理集成框架提出一个用于评价协同效能的协同效能绩效评价矩阵（如图2-1所示）。

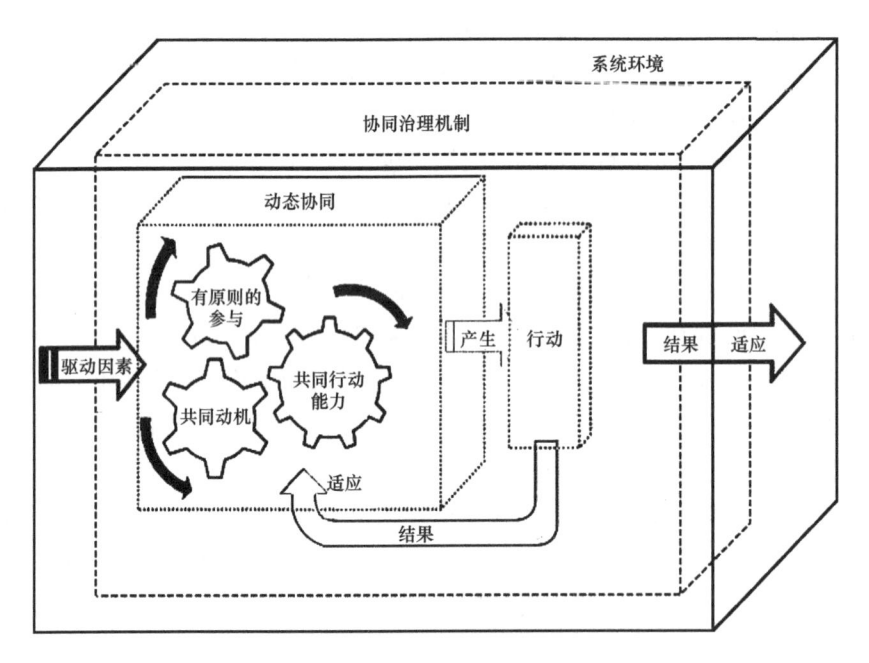

图2-1 协同效能绩效评估框架

资料来源：Emerson, K., Nabatchi, T. and Balogh, S., "An Integrative Framework for Collaborative Governance", *Journal of Public Administration Research & Theory*, Vol. 22, No. 1, 2012。

随着大数据等信息技术的发展，协同效能的中间绩效变得相对可测，这为 Emerson 等人提出的框架从理论变为实践提供了契机。Emerson（2012）提出的协同治理集成框架形成了行动—结果—适应调整的逻辑链条。在"行动—结果—适应调整"迭代循环的逻辑链条基础上，Emerson 等引入"参与组织—协同治理机制—协同目标"的分析框架，进而构成了九维度的协同效能绩效评价矩阵。

以美国疾病预防控制中心（CDC）为例，美国疾病预防控制中心维护着一个全国范围内有关绩效标准积累经验的数据库，该数据库可用于将社区的绩效概况与全国类似社区的绩效概况进行比较（Lanier et al.，2011；Kelaher et al.，2019），这使任何社区都能根据各地的客观基准制定其公共卫生优先事项（解亚红，2008）。医疗组织系统中的利益相关方定期评估其系统状态，确定绩效评估等级并改进优先级的过程，被认为是必要的循证管理基础的体现（Freund et al.，2019）。政府可以以此为依据制定健康政策（Luft et al.，1984；Preker et al.，2003）。疾病诊断相关分组（DRGs）出现在 20 世纪 70 年代的美国，但同时医疗服务质量并未显著提升（胡爱平等，2010；王旭初，2012；陈梅等，2013）。20 世纪 70—80 年代，以价值为基础的相对价值尺度（RBRVS）产生于美国。美国医疗费用上涨过快，但医师费仍沿用以"习惯、现行、合理"为原则的定价支付体系，导致过度医疗和资源浪费，医务人员薪酬分配不公，引发不同科室之间的矛盾，医事费支付与实际价值无关，导致推诿疑难重症患者（Blumenthal et al.，2001；Vuorenkoski et al.，2008）。

Handler 等（2001）深入探究了社区医疗卫生服务的绩效及其合作模式。Huckman（2006）认为可以增加医疗机构间在科研管理等方面的联合，而且患者和保险公司也可从中获益。杜创等（2017）认为医联体成员单位的贡献难以准确核算，影响其积极性，医联体连体不连心。自 2017 年，我国分级诊疗建设与医联体建设快速推进，医联体成员在协同中存在大量非收费项目，政府有关部门难以对医联体绩效进行准确考核。梁万年（2017）主要研究如何更好地开展社区卫生服务绩效评价工作。崔兆涵等（2019）将医联体内收费和非收费项目及成员间相互提供服务项目进行比较关系标准化，制定了与医联体发展目标相结合的绩效方案，促进管理精细化。Jung 等（2019）从医联体合作动因角度分析合并或整合资源。而在不同产权制度下的医疗机构绩效比较中，一些学者认为医院应避免以营利为目的的所有权形式，以更好地保护公众利益，赢得公众信任；而另一些学者则认为，非营利性医院占主导地位可以降低成本（周小梅，2009；张维，2016）。崔爽等（2008）围绕公立医院的不同产权制度，为公立医院建立了四个层次和九个维度的评价指标。王文娟等（2019）运用排队论下的动态博弈模型，得出在转诊系统中社区医院相比三级医院可以更明显地提高患者福利的结论。

第四节 中国医疗卫生健康协同机制的主要特点

一 医疗卫生健康治理网络构型

在国家治理体系和治理能力现代化建设的背景下，准确把握医疗卫生健康管理机构的分布结构和演化过程，对于当下我国医疗卫生健康治理具有重要意义和现实价值。需要切实贯彻"创新、协调、绿色、开放、共享"的发展理念，加强医疗卫生健康治理制度管理和结构调整。本书选取1979—2019年国家层面发布的1145份医疗卫生政策文献，从中筛选出365份国家层面的医疗卫生健康治理的政策文件中的联合行文文件作为数据样本，运用政策文献计量方法清晰呈现医疗卫生健康管理机构在不同时期内的合作关系。以健康中国战略的演进为基础，将我国医疗卫生健康管理机构间互动网络与演进机制分为五个不同阶段进行分析（如表2-2所示）。

表2-2　1979—2019年国家层面医疗卫生健康政策文件梳理

阶段	发文机构	联合行文数	阶段	发文机构	联合行文数
1985—2003年	卫生部	25	1985—2003年	民政部	1
	国家中医药管理局	13		国家经济贸易委员会	1
	财政部	4		国家环境保护总局	1
	国务院扶贫领导开发小组办公室	1		国家林业局	1
	人事部	1		中国人民解放军总后勤卫生部	5
	公安部	1		国务院体改办	1
	农业部	2		国家药品监督管理局	1
	国家计委	4		中国红十字会	1
	国家教委	1		对外贸易经济合作部	1

第二章　国内外文献综述

续表

阶段	发文机构	联合行文数	阶段	发文机构	联合行文数
2004—2012年	国家卫生和计划生育委员会	53	2013—2017年	国家卫生与计划生育委员会	82
	中医药管理局	31		中医药管理局	46
	财政部	3		财政部	13
	人力资源和社会保障部	3		国务院扶贫领导开发小组办公室	3
	公安部	5		人力资源和社会保障部	11
	国家发展和改革委员会	2		公安部	10
	教育部	1		农业部	2
	民政部	1		国家发展和改革委员会	13
	中国残疾人联合会	5		教育部	7
	中华全国妇女联合会	1		民政部	4
	保监会	1		中国残疾人联合会	4
	国务院国有资产监督管理委员会	1		工业和信息化部	8
	商务部	6		保监会	4
	科学技术部	1		交通运输部	1
	中国人民解放军总后勤卫生部	4		环境保护部	5
	工业和信息化部	2		住房和城乡建设部	1
	司法部	3		商务部	6
	国家税务总局	1		科学技术部	2
	国家食品药品监督管理局	10		国家新闻出版广电总局	1
	海关总署	2		中央宣传部	3
	中央机构编制委员会办公室	1		文化部	2
	国务院法制办	1		中央军事委员会后勤保障部	11
	国家工商行政管理总局	5		国土资源部	2
	监察部	1		中央网信办	1
				最高人民检察院	3

续表

阶段	发文机构	联合行文数	阶段	发文机构	联合行文数
2013—2017年	最高人民法院	3	2018—2019年	工业和信息化部	8
	司法部	6		银监会	4
	国家税务总局	5		保监会	5
	国家食品药品监督管理总局	11		国务院国有资产监督管理委员会	2
	海关总署	1		交通运输部	1
	国家体育总局	1		生态环境部	1
	国家工商总局	6		住房和城乡建设部	2
	中国红十字会	11		商务部	3
	中国民用航空局	1		科学技术部	6
	中央政法委员会	5		中央宣传部	2
2018—2019年	国家卫生健康委	72		国家统计局	1
	国家中医药局	52		中央军事委员会后勤保障部	6
	国家医保局	15			
	国务院深化医药卫生体制改革领导小组	3		中央网信办	2
				最高人民检察院	2
	财政部	10		最高人民法院	3
	国务院扶贫领导开发小组办公室	4		司法部	3
				国家税务总局	1
	人力资源和社会保障部	11		海关总署	3
	中华全国总工会	2		国家药监局	10
	公安部	4		国家市场监督管理总局	10
	农业农村部	2		国家知识产权局	2
	国家发展和改革委员会	13		国家体育总局	2
	教育部	6		国家邮政局	1
	自然资源部	1		中国红十字会	6
	民政部	5		中央政法委员会	2
	中国残疾人联合会	2		中央组织部	2

基于"网络群体密度"和"网络中心势"两个维度建立分析框架（如

表2-3所示），依据"网络群体密度"与"网络中心势"的高低来表示医疗卫生健康管理机构的网络构型。第一，松散型网络。在松散型网络中，网络群体密度和网络中心势都较低，反映整个网络呈现松散的状况，整个网络的局部各节点间关系松散，而且整个网络的整合性也较弱。第二，耦合型网络。网络中心势较高而网络群体密度较低，即政府管理机构内部有着高度关联，但它们与全网的其他机构主体关系松散。第三，弹性型网络。网络中心势较低而网络群体密度较高，在这种网络中整个全网上各机构间连接紧密，但邻近的机构间的关联度不高。第四，协同型网络。在协同型网络中具有较高的网络群体密度和网络中心势，整个网络的整合性较紧密。

表2-3　　　　　　　医疗卫生健康管理机构网络构型

		网络群体密度	
		高	低
网络中心势	高	协同型网络	耦合型网络
	低	弹性型网络	松散型网络

二　不同阶段的医疗管理机构间互动网络与演进机制分析

本书以医疗卫生健康政策的演进为基础，将我国1979—2019年医疗卫生健康管理机构间的互动网络与演进机制分为五个阶段进行考察与分析（如表2-4所示）。运用Ucinet 6.0软件计算不同时期的网络中心势和网络群体密度，依据医疗卫生健康管理机构联合发文的矩阵关系绘制合作图谱（如图2-2—2-5所示）。

表2-4　　　　1979—2019年医疗卫生健康管理机构网络结构特征

	1979—1984年	1985—2003年	2004—2012年	2013—2017年	2018—2019年
机构数	2	18	24	35	41
合作关系数	2	65	144	295	292
网络群体密度	0	18%	24%	35%	41%
网络中心势	0	65.52%	51.17%	33.04%	34.80%
网络形态	松散型网络	耦合型网络	耦合型网络	弹性型网络	协同型网络

1. 第一阶段（1979—1984年）：政府导向医疗阶段

1979—1984年，国家层面颁布的与医疗健康治理相关的政策非常少，管理机构之间尚未形成合作网络。主要为卫生部单独发布的政策文件，如1980年卫生部发布的《卫生部关于当前加强县医院工作的几点意见》。在这一阶段参与医疗健康治理的机构较少，此阶段管理机构的网络中心势和网络群体密度都较低，呈现的网络形式是松散型网络。

2. 第二阶段（1985—2003年）：市场化医改初期形成政府导向医疗阶段

1985—2003年中国基本确立了以市场为导向的医疗体制改革，治理方式和管理机构都开始向多元主体参与治理转变。在此阶段进行了三次机构改革（1988、1993、1998），因此本阶段以1998年改革后的机构组成来划分不同机构间的关系。在此阶段出台的医疗卫生健康政策包括《关于下发〈医疗机构基本标准（试行）〉的通知》《关于印发〈关于城镇医疗机构分类管理的实施意见〉的通知》《关于加强农村卫生工作若干意见的通知》等。在此阶段参与医疗卫生健康治理的主体开始增多，包括国家计委、民政部、公安部等。但这一时期网络群体密度较低，为18%；网络中心势较高，为65.52%，形成管理机构网络由松散型网络向耦合型网络的过渡。

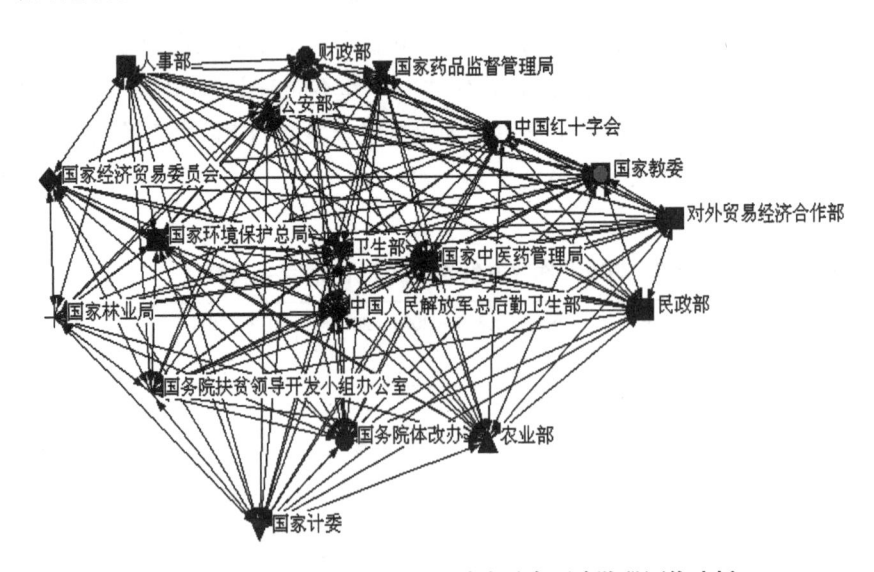

图2-2 市场化医改初期形成政府导向医疗阶段网络分析

3. 第三阶段（2004—2012年）：市场化医改中后期形成市场导向医疗阶段

2004—2012年医疗卫生健康治理进入市场化医改的中后期阶段，相继出台了《国务院办公厅转发卫生部等部门关于建立新型农村合作医疗制度意见的通知》《卫生部、国务院医改办等五部委联合印发关于做好2012年公立医院改革工作的通知》等医疗卫生健康治理政策。在此阶段中2008年进行了机构改革，本书将改革前部门的政策数量归在新成立的部门中，如将改革前交通部的政策归在交通运输部中、建设部的政策归在住房和城乡建设部中等，此阶段呈现的机构为2008年改革后的机构组成。医疗卫生健康治理网络群体密度为24%，机构彼此之间的联系密度增大。这一时期参与到合作网络中的管理机构的数目较多，但网络中心势为51.17%，说明这一阶段形成的网络形式接近一种稳定的耦合型网络。

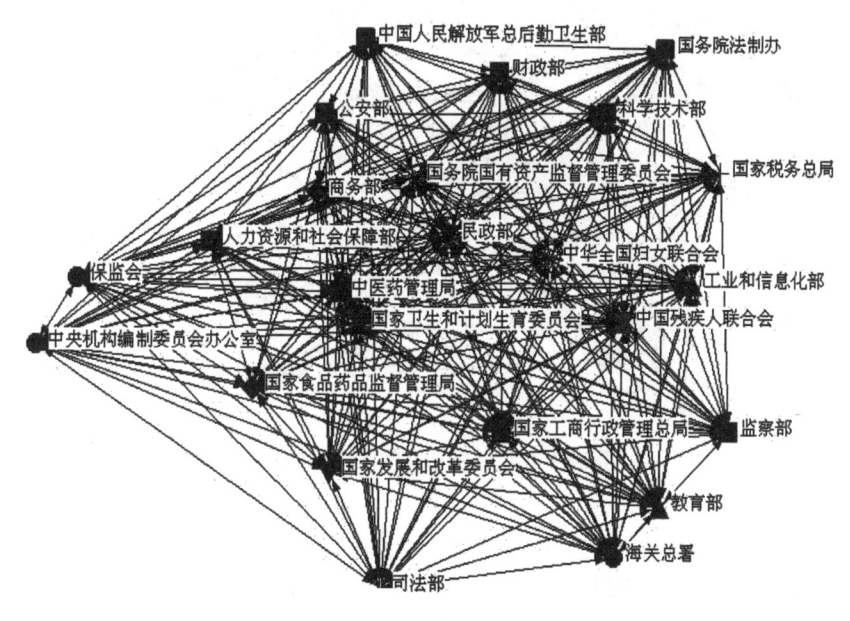

图2-3 市场化医改中后期形成市场导向医疗阶段网络分析

4. 第四阶段（2013—2017年）：党的十八大以来初期的医疗改革阶段

党的十八大以来，进入了多方监管的混合医疗改革阶段，相继出台了

《国务院办公厅关于印发深化医药卫生体制改革2013年主要工作安排的通知》《关于加快发展社会办医的若干意见》《国务院办公厅关于全面推开县级公立医院综合改革的实施意见》《关于全面推开公立医院综合改革工作的通知》等医疗卫生健康治理政策文件。我国医疗卫生健康治理网络群体密度为35%，机构彼此之间联系的密度逐渐增加。这一时期参与到合作网络中的管理机构的数目较多，但网络中心势降为33.04%，说明这一阶段形成的网络形式接近一种弹性型网络。

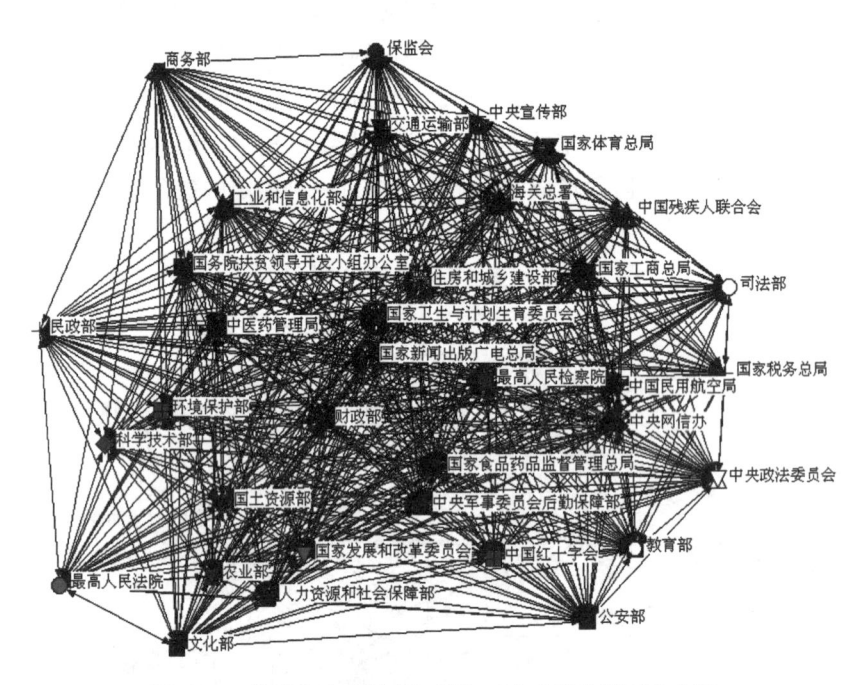

图2-4 党的十八大以来初期的医疗改革阶段网络分析

5. 第五阶段（2018—2019年）：健康中国战略阶段

在健康中国战略阶段，医疗卫生健康治理的重心转向复杂的综合治理。由于2018年3月发布了国务院机构改革方案，因此此阶段选取了2018年3月机构改革之后的政策文件进行分析。中央和国家机关各部门共联合出台近100个医疗卫生健康政策文件，包括《关于做好2018年国家基本公共卫生服务项目工作的通知》《关于开展城市医疗联合体建设试点工作的通知》《关于启动2019年全国三级公立医院绩效考核有关工作的通知》等。在此阶段参与医疗卫生健康治理的机构数量不断增多,参与医疗卫生健康治理网络主体的数量与复杂性不断增加,管理机构更加分散和多元。网络群体密度较高,为41%;网络中心势较高,为34.8%,呈现出协同型的网络形态。特别是2018年后,以部委机构为主的治理体系逐渐形成以国务院深化医药卫生体制改革领导小组为核心,国家卫生健康委、国家中医药局、国家医保局、财政部等多部门共同参与的协同治理架构。

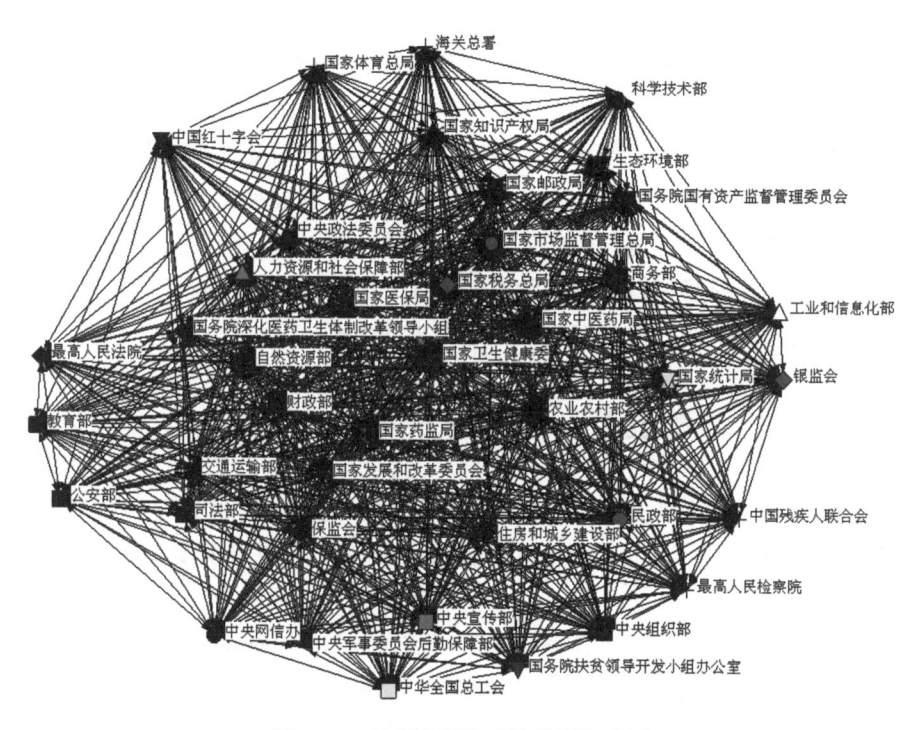

图2-5 健康中国战略阶段网络分析

从发布的政策文本来看,参与治理的机构数量众多且相对分散。在不考虑机构改革与变迁的情况下,近50个管理机构以不同形式、不同程度形塑了中国医疗卫生的治理格局。从总体看,第一,医疗卫生健康治理合作网络管理机构层次和类型逐渐复杂,在医疗卫生健康治理中不同管理机构所发挥的作用存在差异。第二,医疗卫生健康治理的合作网络变迁遵循由松散型网络向耦合型网络、弹性型网络、协同型网络的演化路径,复杂多样的管理机构参与到医疗卫生健康的治理过程中的力度不同,治理类型和治理层次呈现积累特征。第三，医疗卫生健康治理网络逐渐向协同型网络转变，政策结合度不断提高。

在当前国家治理体系和治理能力现代化建设的背景之下，不同的管理机构之间形成复杂交错的合作关系。通过对国家层面联合发文政策的分布结构及其合作网络结构等的定量分析，本章从协同治理的角度剖析中国医疗卫生健康管理机构间网络关系的基本逻辑。医疗卫生健康治理战略统筹涉及不同类别政府机构之间的结构与运作关系（刘丽杭，2015）。社会的公平正义需要多元共治、良性互动的医疗卫生健康治理为其提供重要保证和动力源泉（约翰·罗尔斯，1999；周博闻，2017），同时为我国的高质量发展奠定基础。政府机构的多元性与复杂性，使医疗卫生健康治理成为一张复杂的关系网络，需要依次厘清网络的各个结构及其功能定位，进而组合成为运作良好、结构完整的协同发展体系。尊重医疗卫生健康管理合作网络变迁的规律，遵循由松散型网络向耦合型网络、弹性型网络、协同型网络的演化路径，根据不同阶段的医疗卫生健康战略，调节复杂多样的管理机构参与到医疗卫生健康治理过程中的力度。

第五节　研究评述与理论空间

越来越多的学者开始关注健康机构组织协同治理的重要性（黄崑等，2019）。国内外研究医疗卫生领域协同融合研究的探索主要集中于四个方面。

第一，实现医疗卫生体系本身所需要的协同（Gonzalez-Benito et al.，2011）。这些研究将医疗卫生产品及服务属性、资源配置效率等作为研究对象（陈小嫦，2012），包括国家基本药物制度的执行情况（张新平等，2012；蒋岩等，2013；代涛等，2013）、基本医疗卫生服务的均等化问题（Stell et al.，2008；何莎莎等，2012；陈丽等，2012；邱虹等，2012；朱金鹤等，2013）、基层医疗卫生服务体系的建设情况（贺小林等，2012；陈飞燕等，2013）等，但其研究视角多针对具体的医疗卫生产品或服务，其资源配置效率的提升停留在一时一地的层次，无法实现在更大范围时间和空间层次上的效率提升（卡普兰等，2010）。

第二，研究医疗卫生体系协同的基础。市场失灵从根本上来看是产权没有得到清晰而完整的界定，因此需要对医疗卫生领域中的产权等进行重新调整和设定。研究医疗卫生体系协同的基础主要集中于以下两个方面。一方面是对医疗卫生领域产权界定的探讨（约瑟夫·斯蒂格利茨，2007）。这些研究为医疗卫生领域的属性和价值界定提供了研究基础（孙志刚，2013）。另一方面研究认为对交易费用的分析，是分析决定医疗卫生领域改革成败关键主体和关键要素的基础；部分研究虽然认识到了交易费用的正面作用（王文娟等，2016），但仍停留在对医疗卫生领域某一分市场的研究层次，没有揭示统一市场的运行规律（宁晶等，2018）。

第三，研究利益相关者在各区域和卫生服务机构之间发挥的作用。然而，由于方法上的缺失或选择失当，这些研究并未从根本上揭示各参与主体的地位，更没有揭示决定医疗卫生体制改革的关键主体；而正是这些主体的成本收益对比决定了"新医改"的成败（张五常，2011），而不是各个主体加总的成本收益对比。在推动我国医疗服务体系与公共卫生和医疗保障体系发展的过程中，一方面提出立足于市场参与者各方的产权关系，明确医疗服务以及医生职能的本质，即对医疗服务核心产品及其衍生产品进行定位，将医生提供的诊疗服务作为最核心的医疗服务产品；另一方面提出积极调动社会资本参与医疗服务市场，减少进入市场的障碍，并创造良好的市场环境，这样既有利于医护人员专注于自身业务，又能够发挥各方优势、增强市场活力、提升医疗服务供给能力。然而，由于缺乏上述对利益相关者发挥作用的认识，难以发挥提高整体卫生效率的作用（李银才等，2002；于贞杰等，2007；罗晓华，2012）。

第四，医疗服务体系、公共卫生体系、医疗保障体系的管理协同，旨在挖掘各参与要素的作用，包括供给方、需求方和支付方之间的关系及处理策略（杜创，2017；蔡媛青等，2018）。医疗保障的覆盖范围（包括人群和项目等）、支付方式及补偿机制是研究的重点，公众对高覆盖度的需求与政府财力的矛盾、不同支付方式导致的医疗服务成本与医疗服务质量的矛盾，是该领域的主要矛盾。在我国还存在不同医疗保障制度间的公平性问题（林相森，2016）。然而，这些研究并未明晰产权的界定（王萍等，2013），提出的解决措施多是将某部门的矛盾转移到其他部门，而抓不住问题的根本。综上，这些协同大都只是作为手段的协同，而非作为目的的协同，没有找到医疗卫生领域各利益主体（子系统）协同的基础，更没有找到探寻协同基础的突破口，探寻协同治理能力对公共组织绩效的影响是本书要解决的关键科学问题。

一 理论空间1：缺乏协同治理能力影响公共组织绩效的研究

现有研究对协同治理能力的界定比较模糊，医疗卫生系统成员之间利益均衡关系受到哪些协同治理能力的影响。目前关于协同治理能力对于公共组织绩效的影响大多是研究作为手段的协同，而非作为目的的协同（应可满等，2011；虞谷民，2012）。既有研究并未系统地阐述包含协同治理能力对公共组织绩效的作用机制，因此需要探寻提升协同治理能力和公共组织绩效的突破口。

本书以协同治理能力分析为突破口，探究医疗卫生服务统一市场的运行规律，分析协同治理能力对于公共组织绩效的影响。上述研究为本书打下了理论基础与实践基础：第一，对具体医疗卫生领域的协同基础的研究，能够帮助本书更好地界定产品或服务的属性及价值；第二，锁定医疗卫生事业的重点领域对协同融合机制的研究（杜创，2017），为本书提供了研究和实践的素材；第三，将其他领域的理论或工具应用到医疗卫生体制改革的探索（郑万会等，2013），能够帮助本书拓宽研究视角。

二 理论空间2：忽略协同治理中协同软实力对公共组织绩效的影响

协同治理是公共管理领域前沿的理论研究（Agranoff et al., 2003；Ansell et al., 2007）。协同治理的结果是创造单个主体无法实现的目标，体现了协同的优势（Vangen, 2003；Agranoff, 2006），它意味着政府组织市场和社会等力量以在医疗卫生领域创造公共价值的方式体现协同性（王有强等，2015）。协同治理既可能是主体间自发的，也可能是外部力量推动的。目标一致性、关键诱因、主体间的相互依赖性以及资源配置的不平衡性等，均可成为协同治理的推动力量（Ansell et al., 2007；Emerson et al., 2012）。制度和文化是深层次的原因，制度赋予协同过程约束条件，文化可以提高参与的可持续性。然而，目前研究所提出的解决路径忽略了协同治理中协同软实力对公共组织绩效影响的讨论。

本书将着力解决三个问题：第一个问题是研究协同治理能力对于公共组织绩效影响的主要因素，研究医疗组织融合协同的基础；第二个问题是研究协同治理能力对于公共组织绩效的主要影响机制，研究设计推动协同治理能力提升的政策工具；第三个问题是针对我国医疗协同治理中的具体问题，提出推动融合协同和公共组织绩效提升的政策建议。

第三章

扎根理论：协同治理能力如何影响公共组织绩效

> To more clearly measure collective performance, the most successful medical organizations not only measure physician performance, but also extend rigorous performance analysis to every employee in the organization.
> ——伊齐基尔·伊曼纽尔（Ezekiel J. Emanuel）
> 《未来的远方：高效医疗组织的12项转型实践》

组织协同治理能力是公共治理体系的核心构成要素之一。组织绩效差异化的表现在一定程度上源于其协同治理能力的差异（Fukuyama, 2016）。如何提升组织协同治理能力，充分挖掘协同赋能的积极作用，依然是公共管理学界亟待发展的研究领域。本章运用扎根理论分析医疗组织"协同治理能力"的构成要素，通过三阶段编码和范畴提炼，结合半结构化访谈、资料收集、开放式编码、轴心编码，分析协同治理能力对公共组织绩效的主要影响因素。

第一节 问题提出

在20世纪60年代初，结构功能主义学派研究提出了治理能力的重要性（Almond et al., 1966）。塞缪尔·亨廷顿（1973）在其《变化社会中的政治秩序》中将国家能力视为国家之间的最大差异，着重讨论国家执政能力受到政治制度化的影响。然而，研究多将国家能力视为因变量之一，而不是研究如何建立和提升国家能力。80年代，"国家复苏"范式的出现,将国家能力作为核心研究变量。乔尔·米格达尔(2001)界定国家在四个方面的能力:汲取、渗透、调节和分配,是国家和社会进行控制和斗争的重要组成部分。王晓光和胡鞍钢(1993)将国家能力定义为执政党和政府在以国家为中心的理论框架内将意志和目标转化为现实政策的能力,并具体定义了以下四个国家能力:财政汲取能力、经济和社会掌控能力、建立合法性能力和强制执行能力。

协同是发生在一个超出其能力范围的公共问题,需要处理公共问题的中间范围(Crosby et al.,2005)。组织合并到一个新实体中通过合并的权限和功能来处理问题。中端组织共享信息,采取协调行动或制定共享权利的安排,以便提升集中解决问题或挑战的能力。协同治理能力具有通过外部网络关系获取各种资源和知识的能力(Burt,2004)。Hakansson等(1989)从处理关系能力和位置两个角度出发,针对如何处理关系和提高主体的网络地位对协同治理能力进行分析。Walter等(2006)认为协同治理由四个要素组成:合作协议、伙伴知识、关系技能和内部沟通。刘兰剑(2014)认为组织协同治理能力影响资源配置的速度和数量,导致其在网络的位置发生改变,这反过来也会提高组织绩效。

本书认为协同治理能力是指组织维护和发展外部和内部复杂关系、提升组织地位和协调组织内资源的能力,可以利用其共同实现一个部门组织无法单独完成的工作。协同治理能力是组织有效运行和巩固组织能力的重要保证,协同治理能力的提升对公共组织绩效究竟有什么影响?协同治理能力是以何种方式来影响公共组织绩效的?本章以质性内容分析为基本方法,通过深度访谈试图对这一问题进行回答。

第二节 研究设计与方法

一 主要研究方法

萨特将质性内容分析方法看作一个流动(flux)的自然绵延过程:暂停(suspend)、分割(segmentation)、挖掘(dig)并重新组合(reconstruct)起来。通过研究者的理论与经验知识,理解(understand)世界之下的历史、观念、习惯、结构,进而通过如"当前利益""普遍利益结构""时间化"等基于经验世界而抽象出的概念,对世界的"质"(pattern)进行归纳。此外,内容分析系统地对文本数据进行编码,主要是通过模式识别、主题识别等系统的分类过程。研究目的在于形成概念框架，就更容易在这一生活领域中发现丰富的意义，原本琐碎且不被注意的细节，就可以被注意到并提炼出价值。内容分析一般要经过选择、分类、统计三阶段。本章研究目的在于运用扎根理论分析协同治理能力如何影响公共组织绩效，因此选取质性内容分析的方法。

二　抽样与资料收集方式

本章采取理论抽样的方法（罗伯特·K. 殷，2010），主要选取国家机关、地方政府部门、三级医院、二级医院、一级医院、社区卫生中心的相关工作人员进行访谈，了解医疗组织协同治理能力对公共组织绩效的影响（如表3-1所示）。历经3年时间，笔者深度访谈了43位人员，其中包括探索性访谈、正式访谈和补充访谈。访谈对象主要来自国家卫健委、北京市卫健委、北京市三级医院、北京市医管中心发展改革处、北京市社区卫生服务中心等单位，访谈资料共计21万字。

表3-1　　　　　　　　　　受访人员基本情况

访谈编号	访谈时间	访谈方式	访谈对象
A01	2018年1月2日	单独访谈	北京市某社区卫生服务中心副主任
A02	2018年5月30日	单独访谈	北京市某医院主任
A03	2018年9月5日	单独访谈	北京市医管中心发展改革处某领导
A04	2018年11月3日	群组访谈	北京市卫健委某领导、处长
A05	2018年11月5日	单独访谈	北京市某医院主任
A06	2018年11月15日	群组访谈	北京市某医院书记、主任及患者
A07	2018年12月18日	单独访谈	北京市卫健委信息中心某领导
A08	2018年12月19日	单独访谈	北京市人社局医保中心某领导
A09	2019年2月3日	单独访谈	北京市某社区卫生服务中心主任
A10	2019年4月2日	单位访谈	北京市发改委某部门负责人
A11	2019年4月15日	单独访谈	国家机关工委某处长
A12	2019年5月5日	单独访谈	北京市卫健药械处某领导
A13	2019年5月12日	单独访谈	北京市卫健委医政医管处某领导
A14	2019年6月2日	单独访谈	国家卫健委干部培训中心某主任

续表

访谈编号	访谈时间	访谈方式	访谈对象
A15	2019年6月16日	单独访谈	北京市财政局某领导
A16	2019年6月17日	单独访谈	北京市民政局社会救助处某领导
A17	2019年7月15日	群组访谈	北京市某社区卫生服务中心主任、分管副主任
A18	2019年8月5日	单独访谈	北京市某医院主任
A19	2019年8月6日	群组访谈	北京市某医院主任、副主任
A20	2019年9月13日	单独访谈	北京市医管中心发展改革处某领导
A21	2019年9月15日	单独访谈	北京市卫健委社管中心某领导
A22	2019年9月17日	单独访谈	北京市财政局社保处某领导
A23	2019年10月15日	单独访谈	北京市医管中心组织与人力资源管理处某领导
A24	2019年10月17日	单独访谈	国家卫健委医管中心某处长
A25	2019年10月19日	单独访谈	深圳市某医院书记
A26	2019年10月29日	单独访谈	北京市医院管理中心某主任
A27	2019年11月3日	群组访谈	国家医疗保障局待遇保障司领导
A28	2019年11月3日	群组访谈	国家卫健委医政管理局领导
A29	2019年11月3日	群组访谈	北京市卫健委领导
A30	2019年11月3日	群组访谈	国家卫健委体改司领导
A31	2019年11月23日	单独访谈	科技部某处长
A32	2019年12月3日	群组访谈	北京市某社区卫生服务中心主任、分管副主任
A33	2019年12月7日	单独访谈	青海省西宁市某医院主任
A34	2020年1月15日	单独访谈	国家市场监管总局某处长
A35	2020年4月20日	电话访谈	北京市某医院书记
A36	2020年5月4日	电话访谈	北京市某医院书记
A37	2020年5月8日	电话访谈	北京市某医院书记
A38	2020年5月15日	电话访谈	北京市某社区卫生服务中心分管副主任
A39	2020年8月26日	视频访谈	北京大学公共卫生学院某副院长
A40	2020年9月28日	群组访谈	深圳市卫健委某主任、某处长
A41	2020年9月28日	群组访谈	深圳市某社康中心主任、副主任
A42	2020年9月29日	群组访谈	深圳市某社康中心主任、副主任
A43	2020年9月29日	群组访谈	深圳市某医院领导、总会计师

第三节　数据分析

研究使用质性内容分析方法中的演绎法，采用自上而下的方式进行理论对话和检验。本章使用归纳法分五个阶段对资料进行编码（Schreier，2012）。在开放式编码阶段首先将最初的代码和标签标记在资料上，将大量零散的资料转换成不同的类别。主轴编码的主要任务是在概念类别之间建立各种联系，来反映访谈材料中各部分之间的有机关系。一旦确定了每组概念之间的关系，在选择性编码阶段研究人员还必须区分主要类属和次要类属。一旦确定了这些不同的层次，通过比较方法研究人员可以将它们联系起来。最后进行理论饱和度检验。

一　开放式编码

在开放式编码阶段首先将最初的代码和标签标记在资料上，将大量零散的资料转换成不同的类别。以医疗组织协同治理能力对公共组织绩效的影响为研究目的，将与问题无关的编码删除，同时将相同类型的资料合成一类（如表3-2所示）。

表3-2　　　　　　　　开放编码

初始范畴	原始语句（部分）	来源
协同愿景构建能力	着力培育展示医院的发展愿景，使医院向着既定的目标方向发展。愿景是到2030年建立现代化的、国际公认的、人民满意的国家研究中心	A18
	推动区域内各医疗机构开展肿瘤防治工作的全方位合作，探索医联体建设有益机制	A25
	积极推进医院可持续发展，推进工青妇等组织的建设，增强员工归属感	A25
协同目标耦合能力	发挥有效的多部门和跨省协同作用，以及中央和地方政府、军队、医疗机构和卫生人员之间的纵向协同作用，以实现逐步改善服务和增加公共效用的目标	A29
	通过价格关系标准化，对收费和不收费的项目在医生集团和项目成员间进行比对，使绩效目标制定符合医联体发展目标	A28

续表

初始范畴	原始语句（部分）	来源
协同目标耦合能力	我国公立医院绩效考核加强绩效考核导向，促使医院强化公益性，从扩张性发展模式向质量效益模式转变，从扩张性行政管理向精细化绩效管理转变	A18
协同战略耦合能力	医疗问题既是民生问题，也是社会政治问题。把保障人民健康放在优先发展的战略地位，反映了"大卫生，大健康"的理念，融入一切政策，加快健康中国建设	A36
	我们怎么样去落实健康中国战略，这个重点是什么呢？要做设计准备和健康监测，应该把整个行政区里面人口的年龄结构、疾病谱，有多少高血压患者，有多少糖尿病患者，有多少精神病人、结核病人，列个清单出来	A40
	我国公立医院绩效考核指标自下而上地支持绩效结果	A26
协同技术发展能力	聚焦长三角卫生发展实际，看到了分级诊疗在长三角地区发展的挑战，各地区卫生发展的技术效率和资源配置效率、社会办医活力等方面的不均衡	A1
	城市三级医院为严重、困难疾病患者提供诊断和治疗服务。中医医院充分利用中国传统医学技术，包括民族医学和现代科技	A2
	中心完成了"智能家庭医生模式优化协同"服务新模式，首次建立了"互联网+家庭医生"，加持智慧档案、智慧App等互联网新技术，为社区居民提供持续和综合的卫生和基本医疗服务管理	A17
协同创造变革能力	推进药品生产供给侧改革，完成药品研发创新改革，不能完全市场化，实行必要的扶持政策和监管政策	A36
	通过机制创新和完善解决保障功能不足的问题。一项制度运行，最根本的是资金的安全。费率以省为单位，最低的6%，最高的12%，地市级的差距更大，最高的到13%，最低的4%，对于一个地区来说活动科学合理了，但放在更大范围不一定。筹资贡献的人群大，是有其他地方支撑的，需要上升到区域，上升到省和全国，对于基金如何应收尽收	A27
	不断发展反映了医院持续发展能力，充分体现了创新发展持续运作，评估公立医院的支持创新能力来反映临床转化科研成果	A24

续表

初始范畴	原始语句（部分）	来源
协同资源整合能力	利用大数据和云计算技术进行信息挖掘，从而对患者提供更加个性化的健康指导，同时为主治医师提供更加精确的辅助诊疗信息	A7
	按照要求完成医管局（现北京市医院管理中心）医改监测平台数据传输、确保数据质量、加强改革数据监测等。制定适应改革的信息系统改造方案并完成医院信息系统改造，保障改革前后信息系统平稳切换	A7
	财政对医疗机构的补偿主要分为新型床位补偿、分类补偿等，以落实资源的保障	A15
协同任务执行能力	在具体设计执行过程当中，实际上会发现在社区医院需要做一系列的检查，后期到大医院还要重复进行完全一样的检查，这就是耗费了大量的医疗成本，包括人力、物力	A39
	就是说社会救助处吧，它主要是执行政策，然后就是连接着和困难群众问题相关的，联系着各个相关部门……因为民政在这个医改过程当中不是主体，只是说因为它会涉及困难群众的利益，那我们就是从这个角度出发，能够保证他们的一些基本权益不受损，但我们不是主体推动	A16
	医院每天早8点召开领导小组会商会，就医疗救治、预防控制和院感防控、药品和物资储备、舆情和宣传、安全生产和后勤保障等问题及沟通协调，做到精准指导，凡涉及三重一大重要事项的随时召开党委会决策，进一步提高决策效率	A37
协同制度评价能力	结合英美等西方国家的分级诊疗实践，构建适合中国的分级诊疗的财政、医保等配套制度和标准规范，近期则转向制度实施障碍或困境和未来高质量分级诊疗发展状况时的政策走向研究	A1
	强基层是建立改进等级诊断和治疗服务的保障机制的重要组成部分，通过政策导向，居民或家庭自愿承诺与合同医疗团队签订服务协议	A38
	通过制度规范和激励制度设计，使得医生"有所为，有所不为"，在对签约病人负责的同时，边界明确，避免医疗人员与护士重复工作、职责重叠，最终导致医生问诊精力不足、医疗资源被摊薄的问题	A38

续表

初始范畴	原始语句（部分）	来源
协同风险管理能力	妥善处理医疗服务中的"熟人模式"，发挥这种模式的正面影响，鼓励社区居民聘请家庭医生，建立长期的服务关系	A9
	改革后，医疗机构核磁、CT等大型检查的数量增加，主要由于价格的降低激发了患者的需求，患者对于高端医疗仪器的诉求带有一定的盲目性。医生缺乏激励机制去控制，为了避免医疗纠纷，只能顺应患者的需求	A12
	家庭签约医生本身的实施效果和居民反映的一些情况，主要有不同地区家庭签约医生推进情况、居民知晓情况和满意度的调查，侧重对实施现状的呈现和分析，也包括了一些影响因素的梳理以及政策建议	A32
核心价值观耦合能力	医院信息技术智能化或设备的智能化在医院中起着重要的作用，但不能不考虑基本核心价值观	A25
	培育深圳医院特色文化，体现新时代特色和医院发展愿景，促进医院整体可持续发展。积极营造医院人本文化和团队文化	A25
	核心价值观是医院成员需要遵守和认可的深层信仰	A18
协同团队合作能力	虽然有医护人员自己的精神内核，但最关键的还是应该树立起人们对这种职业的尊重，包括职业保护、职业荣誉感和自主性	A39
	医院建立了职工关怀慰问工作机制。为使一线医护人员全身心投入患者救治工作，医院党委根据需求组建了物资配送、体温检测、信息报送和疏导解释志愿服务队	A37
	医社协同则是整合各种社会资源，包括招募家庭保健员及与居民委员会、专业护理机构、民联、残联等组织部门合作，优化各类资源配置，向居民提供综合的服务，如健康教育、上门助老等	A17
协同组织学习能力	重视医院学科高水平研究、科研经费等评价，指导医院加强学科建设，提高组织学习能力	A18
	13个规章制度，制定到使用如何变成每个科室每个员工的具体行动，需要一套机制来落地。如果院长、书记能围绕人力资源进行开发使用，这是核心竞争力，这里面同时还涉及文化的问题	A30

第三章 扎根理论：协同治理能力如何影响公共组织绩效　　47

续表

初始范畴	原始语句（部分）	来源
协同组织学习能力	首先是医院里面组织专门的培训，给各科室培训，然后是科室和护士长给医生的培训，还发了手册，还有微信群发这个PPT。大家的通知，培训的内容也很多，包括这个价格的调整进行集中的培训，这块的培训还是很多的	A19

二　主轴编码

主轴编码的主要任务是在概念类别之间建立各种联系，来反映访谈材料中各部分之间的有机关系。本书中主轴编码形成的主范畴如表3-3所示。在主轴编码中，首先根据初始编码对单个类属进行深入分析，寻找该属周围的相关性，因此将它称为"轴"。围绕着轴将不同类属之间的各种联系变得更加具体。研究人员需要结合概念类属进行关联分析，研究员不仅必须考虑概念属类本身，还应该分析被研究者的动机和意图，同时需要充分考虑社会文化背景。

表3-3　　　　　　　　主轴编码形成的主范畴

主范畴	初始范畴	内涵与解释
协同目标战略能力	协同愿景构建能力	区域跨组织协作中有一个描绘未来的共同愿景
		组织在医联体中描绘的愿景有雄心，且符合实际
		组织的愿景是员工努力工作的源泉
	协同目标耦合能力	区域跨组织协作中有较强的目标耦合能力
		组织在医联体中有较强的目标耦合能力
		组织内部部门间有较强的目标耦合能力
	协同战略耦合能力	区域跨组织协作中对战略的理解有广泛的一致性
		组织在医联体中战略定位比较明确
		组织具有清晰的使命，指导员工的工作方向
协同技术资源能力	协同技术发展能力	区域跨组织协作促进技术发展
		医联体协作促进技术发展
		组织内部部门间协作促进技术发展

续表

主范畴	初始范畴	内涵与解释
协同技术资源能力	协同创造变革能力	区域跨组织协作创新工作
		医联体间能较好落实创新优质服务要求
		组织鼓励并奖励承担风险、勇于创新的员工
	协同资源整合能力	区域跨组织协作促进资源整合
		医联体协作促进资源整合
		组织内部部门间积极促进资源整合
协同制度建设能力	协同任务执行能力	组织具有较强特定关系任务执行能力
		组织具有较强跨关系任务执行能力
		组织信息沟通渠道顺畅
	协同制度评价能力	区域跨组织协作制度建设比较完善
		医联体协作制度建设比较完善
		组织员工考核奖惩制度比较完善
	协同风险管理能力	区域跨组织协作中能妥善化解风险
		医联体协作中能妥善化解风险
		组织员工能妥善化解风险
协同文化建设能力	核心价值观耦合能力	区域跨组织协同文化耦合能力较强
		医联体协作中协同文化耦合能力较强
		员工之间对文化的认同感较高
	协同团队合作能力	区域跨组织协作中与外部利益相关者建立合作信任
		医联体协作中建立合作信任
		员工之间建立合作信任
	协同组织学习能力	区域跨组织经常开展学术交流和合作
		医联体协作中经常开展学术交流和合作
		组织经常对员工进行专业培训

三 选择性编码

一旦确定了每一组概念之间的关系，研究人员还必须区分主要类属和次要类属。一旦确定了这些不同层次，通过比较方法研究人员可以将它们联系起来。一旦所有的关系都建立起来，研究人员可以重组原始材料，在探索不同类属关系后，建立一个理论建构的雏形，来解决和处理实际问题。本书中6个主范畴的典型关系结构如表3-4所示。研究发现协同目标战略能力和协同技术资源能力能够直接影响公共组织绩效，协同制度建设能力和协同文化战略能力在协同目标战略能力和协同技术资源能力与公共组织绩效之间起到中介作用。

表3-4　　　　　　　　　6个主范畴的典型关系结构

典型关系结构	关系结构的内涵
协同愿景构建能力、协同目标耦合能力、协同战略耦合能力 → 协同目标战略能力 → 公共组织绩效	协同目标战略能力会直接影响公共组织绩效
协同技术发展能力、协同创造变革能力、协同资源整合能力 → 协同技术资源能力 → 公共组织绩效	协同技术资源能力会直接影响公共组织绩效
协同任务执行能力、协同制度评价能力、协同风险管理能力 → 协同制度建设能力；协同愿景构建能力、协同目标耦合能力、协同战略耦合能力 → 协同目标战略能力 → 公共组织绩效	协同制度建设能力是一个中介条件，它影响协同目标战略能力与公共组织绩效之间的关系强度和关系方向
核心价值耦合能力、协同团队合作能力、协同组织学习能力 → 协同文化建设能力；协同技术发展能力、协同创造变革能力、协同资源整合能力 → 协同技术资源能力 → 公共组织绩效	协同文化建设是一个中介条件，它影响协同技术资源能力与公共组织绩效之间的关系强度和关系方向
协同任务执行能力、协同制度评价能力、协同风险管理能力 → 协同制度建设能力；协同技术发展能力、协同创造变革能力、协同资源整合能力 → 协同技术资源能力 → 公共组织绩效	协同制度建设是一个中介条件，它影响协同技术资源能力与公共组织绩效之间的关系强度和关系方向
核心价值观耦合能力、协同团队合作能力、协同组织学习能力 → 协同文化建设能力；协同愿景构建能力、协同目标耦合能力、协同战略耦合能力 → 协同目标战略能力 → 公共组织绩效	协同文化建设能力是一个中介条件，它影响协同目标战略能力与公共组织绩效之间的关系强度和关系方向

四 理论饱和度检验

在理论的饱和度检验中,对研究中剩余 1/3 的访谈记录进行编码,分析协同治理能力对公共组织绩效的影响因素。饱和度检验结果显示,协同治理能力的 4 个主范畴(协同目标战略能力、协同技术资源能力、协同制度建设能力、协同文化建设能力),没有发现能解释核心理论类属新的属性,也没有新的理论范畴从文本中涌现出来,因此可以判断该类属是饱和的。

第四节 协同治理能力对公共组织绩效影响模型的初步阐释

医疗卫生健康机构组织协同仍然面临诸如协同理念尚未牢固树立、协同治理的广度和深度不足、协同激励作用不强等问题。医疗卫生健康机构组织协同面临的深层次问题,还需要从各级政府和医疗卫生机构"创造条件"的具体实践中发现和总结。当前研究分析协同治理能力对公共组织绩效的影响因素,主要可以归纳为 4 个主范畴:协同目标战略能力、协同技术资源能力、协同制度建设能力、协同文化建设能力,但它们对公共组织绩效的作用机制(它们影响公共组织绩效的方式和路径)并不一致,下文具体阐释。

一 协同目标战略能力和协同技术资源能力影响公共组织绩效

协同目标战略能力和协同技术资源能力会直接影响公共组织绩效。目前,一、二级公立医院层面推动协同治理相对积极,而三级医院等医疗机构表现出改革动力不足。医疗卫生健康机构组织协同需要统筹考虑管理效率、可持续发展能力等方面,比如全国社会保障管理体系的五级服务网络已经形成,但经济发展水平的差异给全国统筹带来很大的不确定性。此外,要保持事权和财权划分的稳定性。再比如在全国医疗保障管理中如何逐步完成省级统筹和全国统筹。协同技术资源能力需要通过专业化、技术化等手段提升协同治理能力,而不是解决信息不对称。通过专业化、技术化等手段提升协同治理能够做大增量,而解决信息不对称只是分配存量。制度化和技术化手段要服务于专业化建设,而不是信息监控。

在医疗卫生健康机构组织协同的耦合目标层面，涉及的相关机构、部门、人员众多，在协同执行中需求者和支付者角色分离。（北京市医院管理中心A26-001）

协同的耦合目标造成协同失灵的一个重要原因是需求者和支付者角色的分离，主要体现在利益相关方参与不足。（北京市医院管理中心某主任A26-008）

一、二级公立医院信息技术智能化或设备的智能化在医院中起着重要的作用。（北京市医院管理中心某主任A26-050）

二 协同制度建设能力作为中介条件

协同制度建设能力是一个中介条件，它影响协同目标战略能力与公共组织绩效之间的关系强度和关系方向，也影响协同技术资源能力与公共组织绩效之间的关系强度和关系方向。在医疗卫生健康机构中看病贵和看病难问题同时存在，是因为存在一些条件使实施贵和实施难问题同时存在（王文娟等，2016）。现阶段不具备这些条件，看病难背后是不具备产权明晰和激励相容的条件，看病贵要求健全激励约束机制。从降低成本的角度来说，需要信息支撑，或者转移成本，引导利益相关方参与，当然，利益相关方的参与也要建立在产权明晰的基础上。事权、财权关系存在问题是三级医院积极性不高的重要原因，但不能等到事权、财权关系明晰再推进激励约束机制，而是要与明晰事权、财权关系同步推进，明确各关键责任主体的剩余控制权和剩余索取权的分配（郑方辉等，2019）。

目前的制度环境仍然存在局限性，比如医疗卫生政策对医生及互联网医疗企业发展的障碍。另外，某些医疗行业逐渐与互联网模式结合，能够为患者提供更便捷的服务体验，但许多医院只是借用了互联网平台的模式，因而在未来发展阶段仍然存在可持续性问题。为了保证改革的成果能够落实，还需要探索长效机制，进一步突破体制机制，落实习近平总书记提出的"两个允许"的要求。

协同绩效管理中改革成本承担者与利益享受者的分离，主要体现在路径依赖。比如，体现在协同绩效改革的主动性不足、激励不足。具体体现在干部担当意识不足，主管部门委托中介机构对事后预算绩效的评估主动性不足。（北京市医院管理中心某主任A26-078）

明晰事权、财政关系是医疗卫生健康机构组织协同的前提，其本质是明确医疗资源及其背后的产权关系。目前医疗卫生健康机构组织协同产权不明晰、激励不相容。（北京市医院管理中心 A26-105）

三 协同文化建设能力作为中介条件

协同文化建设能力是一个中介条件，它影响协同目标战略能力与公共组织绩效之间的关系强度和关系方向，也影响协同技术资源能力与公共组织绩效之间的关系强度和关系方向。文化因素日益成为衡量一个组织协同实力的重要因素之一。"变中有常"的文化系统，又无时无刻不处于"常中有变"的状态。分析协同失灵问题离不开对文化这一根本问题的系统思考。由于政策性鼓励和市场对文化的片面理解，许多组织将重点放在了基础设施的建设上，对于文化的构成要素却缺乏深入的研究。

医疗改革里面最核心的东西是什么呢？就是共同定位，这个是目前所谓的理念。文化是深层次的因素，关系价值判断和社会结构；理念则是转化性力量和前导性创新力量。（国家市场监管总局某处长 A34-014）

基于医疗、健康等形成的科技前沿的创新，基于文化创意的基础，和过去传统时代的第五产业的新思想。人类的生活主流是精神生活，人们对健康生命的需求，带有情感和梦想的需要。临终关怀的问题，反映科学前沿的转型和精神情感的需要，营养师和健康护理师是非常重要的。不仅是健康管理的突破，而且可以直接产生结果，可以打动人心的无奈之举，无论中国的哪个医院和名医都是这个结果。第五产业并不是在传统产业中可以产生的，如何有新的附加值，重新找到自己的出路和模式。（科技部某处长 A31-024）

第五节 本章小结

本章运用扎根理论分析医疗组织"协同治理能力"构成要素，通过三阶段编码和范畴提炼，结合半结构化访谈、资料收集、开放式编码、轴心编码，分析了协同治理能力对公共组织绩效的主要影响因素。研究表明4个主范畴（协同目标战略能力、协同技术资源能力、协同制度建设能力、协同文化建设能力）对公共组织绩效的作用机制（它们影响公共组织绩效的方式和路径）不同。该模型不但范畴化协同目标战略能力、协同技术资源能力、协同制度建设能力、协同文化建设能力和公共组织绩效之间的关系，还发展了协同治理能力对公共组织绩效影响的自变量和中介变量的构成因子，对探索协同治理能力对公共组织绩效的理论构架具有重要的理论和现实指导意义。本书将在第四章采用案例研究方法和过程追踪法进行纵向剖析和横向比较，研究协同治理能力如何影响公共组织绩效。

第四章

案例研究

In order to solve the doctor-patient disputes better, the freedom of contracting between doctors and patients should be improved, and the cost of medical services should be reduced without reducing the quality of medical treatment.

——理查德·泰勒 卡斯·桑斯坦
《助推：如何做出有关健康、财富、幸福的最佳决策》
(*Nudge*: *Improving Decisions about Health*, *Wealth*, *and Happiness*)

本章首先选择医药分开政策时期和医耗联动政策时期的案例进行深入纵向剖析，试图揭示协同治理能力对公共组织绩效的影响机制，以最相似案例的对比来加强因果推断，论证协同治理能力对公共组织绩效存在影响。其次采取横向比较案例研究和过程追踪的方法，研究协同治理能力对公共组织绩效的影响机制。通过对四个组织协同能力的分析进一步揭示出因果机制，回答协同治理能力对公共组织绩效影响的问题。另外对理论框架进行稳健性检验，一个理论框架如果能以相同的逻辑去解释越多的因变量，这个理论框架的解释力也就越强。

第一节 案例研究设计

一 分析方法

1. 案例研究

本书的案例研究以医疗组织为案例，具体分析了协同治理能力对公共组织绩效的影响。研究访谈主要包括半结构化访谈和群组访谈，调研协同治理能力如何影响公共组织绩效，采用焦点小组访谈等形式开展专家咨询，听取相关意见和建议。

2. 过程追踪法

过程跟踪方法可以通过过程跟踪解释实践中的许多疑惑：理论测试、理论构建和解释结果。过程跟踪从现有文献中推论出一种理论，然后测试在预设情况下是否存在假设的因果机制的每个部分确实存在的证据，从而能够在案例中推断该机制是否按预期运行。过程跟踪方法通过尝试跟踪链接 X 和 Y 的理论因果机制，从而超越了相关性。使用过程追踪法将理论预期转化为对案例的预测，利用协同治理能力对公共组织绩效的影响机制进行检验。通过收集因果推断的经验数据，检验该机制是否发挥了预期的作用，或者该机制中是否仅存在某些部分。在这些推论中，分析协同治理能力对于公共组织绩效影响的因果机制。

二　案例选择与分析单元

本书案例的基本信息如表 4-1 所示。由于本书想要探讨的是协同治理能力的提升是如何影响公共组织绩效的，本书的案例选取北京市的 A 医院和 B 医院，对医药分开政策时期和医耗联动政策时期进行纵向剖析，研究揭示协同治理能力中的协同目标战略能力和协同技术资源能力对公共组织绩效的影响。接下来采取横向比较案例研究的方法，选取了两个相同规模的组织 C 医院和 D 医院，研究协同制度建设能力和协同文化建设能力在其中发挥的中介作用，同时选取了 E 医院和 F 医院对理论框架进行稳健性检验。

表 4-1　　　　　　　　　案例的基本信息

组织	省份	区域	级别	类别
A 医院	北京市	主城区	三级	综合医院
B 医院	北京市	主城区	三级	综合医院
C 医院	西宁市	主城区	三级	综合医院
D 医院	深圳市	主城区	三级	综合医院
E 医院	北京市	主城区	二级	综合医院
F 医院	北京市	主城区	一级	基层医院

本书将 A、B、C、D、E、F 六个组织作为研究对象，分析组织协同能力对公共组织绩效的影响。同时，在案例中着重分析医疗服务协同治理能力提升中存在的问题及其深层次原因。

A 医院：A 医院是北京首家传染病专科医院，也是中国最早的国家级传染病专科医院之一。从天花和瘟疫，到 2003 年 SARS、甲流，该医院始终维护人民的生命和健康。在疫情面前的从容淡定，离不开"特别能战斗、特别能奉献"等 A 医院精神的传承。A 医院不断加强练兵演练，逐步形成"平时当战时，战时当平时"的体系建设。

B 医院：B 医院是北京市三级甲等医院。B 医院的愿景是到 2030 年建立现代化的、国际公认的、人民满意的国家研究中心。B 医院建立绩效考核领导小组，统一领导和协调医院的绩效考核工作。

C 医院：C 医院始建于 1927 年，是青海省三级综合医院。医院现有员工 3327 人，病床 2200 张，临床技术部门 58 个。C 医院每年为全省五分之一的群众提供门诊服务、为十分之一的群众提供住院服务，2019 年门诊量达到 1380211 万人次。2016 年 11 月 10 日，青海省医疗服务项目由 4049 项调整为 9714 项，全省三级公立医院平均开展 3500 项，C 医院实际开展医疗服务项目 5035 项。全省医疗服务项目开展率为 36.03%，C 医院医疗服务项目开展率为 51.83%。因此，C 医院研究期间的全口径数据作为本研究的样本量具有一定的地区代表性。

D 医院：在分级诊疗政策的背景下，2017 年 12 月，D 医院与龙岗卫计局成立了以 D 医院为龙头、区属公立医院为重点，辐射全区社康中心的"龙岗区肿瘤防治医联体"，提升基层肿瘤医疗服务能力。牵头成立"龙岗区肿瘤防治医联体"，推动区域内各医疗机构在开展肿瘤防治工作方面的全方位合作，探索医联体建设有益机制。2018 年 4 月，D 医院与南山区人民政府合作共建"D 医院南山肿瘤中心"，进一步完善区域内学科建制，推动国家级优质医疗资源在深圳市的合理布局。南山肿瘤中心位于南山区人民医院，南山区人民政府为出资人，拥有中心的所有权；D 医院负责运营管理，拥有自主管理权，在政府主导下自主经营。

E 医院："医药分开"改革于 2014 年 12 月正式实施。E 医院成为北京第一家"打破以药养医"制度的公立县（区）级医院。2016 年 2 月，E 医院正式开业。E 医院每年医疗收入的 4% 上交三级医院作为管理费，三级医院下派一个执行院长、两个副院长、一个院长助理驻延庆办公。各科室与三级医院对应科室对接，现有三级医院 11 个对应科室的主任担任 E 医院相关科室的副主任或名誉主任，每天 5—6 名专家前来坐诊，各科主任至少有一天在 E 医院坐诊；开通绿色通道，紧急接收危重病人，手术完成后，依据病人意愿，可下转至 E 医院。E 医院采取财产不变、人员不变、经济上独立核算、管理理念科室技术上紧密联合的医联体形式。

F 社区卫生服务中心医院：2014 年，中心开创的家庭医生签约服务模式得到了国家卫健委的认可，各省市同行纷纷到中心学习交流，中心获得"全国优秀卫生计生机构"荣誉称号。2015 年，F 社区卫生服务中心医院实现了 70% 的社区居民首诊在基层。2016 年，F 社区卫生服务中心医院推动"智慧家庭医生优化协同"模式，加持智慧档案、智慧 App 等互联网新技术，提供优质的医疗服务。F 社区卫生服务中心医院全科医学团队管理慢病病人一万六千余人。根据医保后台统计分析，F 社区卫生服务中心医院管理的慢病患者每年可省医保费用约 1000 万元。多位国家领导人、世界家庭医生组织主席 Michael Kidd 以及多个国家、地区的同行都曾到 F 社区卫生服务中心医院考察交流，对 F 社区卫生服务中心医院在家庭医学方面的努力和取得的成绩给予了高度评价。

三 理论框架的稳健性检验

对理论框架进行稳健性检验，一个理论框架如果能以相同的逻辑去解释越多的因变量，这个理论框架的解释力也越强。选取 E 医院和 F 医院对理论框架进行稳健性检验，希望达到两个目的，一是以最相似案例的对比来加强因果推断，说明协同治理能力对公共组织绩效的影响；二是通过对协同治理能力的分析进一步揭示出因果机制，回答协同治理能力对公共组织绩效影响的问题。

四 资料来源

本书的第一个素材渠道是从国家和北京市卫健委官网、《卫生统计年鉴》获取的数据，整合工作简报等。第二个素材渠道是北京市医管中心自成立 7 年间 22 家市属三级医院的绩效考核成绩和各科室考核结果，以及 300 多家公立二级医院和社区卫生服务中心的数据。第三是访谈获取的资料，为了解协同治理能力对公共组织绩效的影响提供了依据，访谈资料共计 21 万字。

表4-2　　　　　　　　　　　资料来源及提供信息

资料来源	资料	提供信息
一手资料	北京市医保数据库	患者信息（年龄、性别、医保类型）、就诊信息（疾病分型、介入治疗）及费用信息（总费用、检查费用、药品费用、诊疗费用）
一手资料	北京市医管中心资料	北京市医管中心成立7年间22家市属三级医院的绩效考核成绩和各科室考核结果，以及300多家公立二级医院和社区卫生服务中心的数据
二手资料	国家和北京市卫健委网站	相关政策文件
二手资料	卫健委统计资料	病床周转次数、出院者平均住院日、执业医师数、次均门诊药品费用、次均门诊检查费用、次均住院药品费用、次均住院检查费用、次均住院治疗费用、住院病人手术人次、平均每名医师年担负诊疗人次、平均每名医师全年担负住院床日、大型医疗设备总值
二手资料	《北京市区域统计年鉴》	地区生产总值、当年常住人口数、每千人口执业（助理）医师数
访谈资料	访谈资料21万字	协同治理能力对公共组织绩效的影响、医院的应对措施等

说明：访谈提纲见附录A。

第二节　医药分开政策中协同发展的蝴蝶效应

本节选取A案例（北京市综合三级医院）和B案例（北京市综合三级医院）作为典型案例进行深入纵向剖析，分析典型案例在医药分开阶段政策过程中协同治理能力对公共组织绩效的影响。

一　政策背景

医药分开政策分为改革启动前、启动当日、启动后高峰期、启动后平稳期四个阶段。在启动前由于诊疗量比较大，为了保障改革平稳落实，建立一个强有力的监管制度，包括组织协调所有相关部门建立联动监督和信息共享通报机制；针对改革重点工作安排专项监督；做好数据监测；完善不同部门联合管理惩戒机制，对相关领导人员实施问责；通过公示等手段加强行业和社会监督。启动当日对于通过114挂号平台、京医通、医生工作站等方式预约的门诊号，如患者在信息系统切换时间节点前已完成缴费，应按照缴费时的收费标准予以诊疗；在信息系统切换时间节点前未完成缴费的，在系统切换后按新的收费标准缴费。启动后高峰期对于医疗机构诊疗行为和可能出现的患者流向进行监测。启动后平稳期重点监督加强成本控制等方面的进展情况。

二 A案例分析

1. 协同目标战略能力

在医药分开政策中涉及的相关机构、部门、人员众多。A医院在协同治理中需要协同的组织具体包括北京市医管局（现北京市医院管理中心）、北京市卫健委信息中心、北京市卫健委药械处、北京市发改委、北京市财政局、北京市人社局医保中心等。

这方面涉及好多科室，具体就是医政、中医、发改、宣传、安保、信息、人事、财务，基本上我们所有的科室都有，包括团委组织团宣传。我们21个科室全涉及了，即卫健委内部的都涉及了，几乎全部动员了。其实刚才也说了，比如说核心的第一个是发改委，第二个财政、人社，再就是民政低保宣传动员一些部门，还有一些信访、公安等。（北京市卫健委A04-016）

医改这个事是由发展规划处来牵头，然后我们都是属于相关的部门。医疗服务价格改革是由财务处牵头，然后我们也是配合财务处在做。（北京市卫健委医政医管处A13-035）

为保障市属医院整体改革的顺利实施，在5家试点医院建立与其他17家市属医院"手拉手"帮带工作机制，给予医疗相关工作、财务（含物价）相关工作、信息化相关工作、宣传相关工作、药学（药事）相关工作、内部绩效管理等方面的帮扶和经验共享。

北京市发改委在国家的要求下，其实从2006年就开始启动了医疗服务价格的改革，但是由于北京市和全国的项目差异特别大，需要充分考虑新旧项目的衔接对照，到2015年才初步有了一个与新的价格测算考量匹配的方案。

从2016年陆陆续续开始了，我们从相对成熟的开始，比如说2016年相对独立的部分，比如说院前急救的部分，把他们的政策发了。2016年底的时候，按照国家分类管理的要求，把新增项目特需服务由市场调节带来的项目，他们几个分类管理的政策也发了。同时我们关心的400多个项目从2016年开始也在正式地更加密切地与相关部门、与卫健委、人社局在沟通协调，但由于选取的项目比较典型，涉及面比较广，所以前前后后调整了大约有一年的时间。最开始我们的工作是独立开展，但是后来正好匹配到北京市，要完成医药分开改革，医改任务两个就结合到一起了。然后我们就融成了北京市综合改革。（北京市发改委部门负责人A10-105）

感觉其实从医院的角度，当然希望政策出台到政策实施之间，时间尽量充裕，他们可以比较稳定从容地去准备这个事情。这次我真觉得，半个月的预留期，确实是比较紧张的，基本上到他们极限了。400多项，半个多月到极限，不眠不休地在干。他们关键不仅是简单地将信息维护进去，需要先理解明白，好知道怎么去维护信息，还有涉及重新询问医嘱、医嘱变更各方面事项，跟我们想象的简单出这些价格调整是完全不一样的。医生还得知道怎么开这些项目，还要校对一些联合检查。（北京市发改委部门负责人A10-064）

北京市卫健委信息中心主要对接的工作包括：制定适应改革的信息系统改造方案并完成医院信息系统改造，保障改革前后信息系统平稳切换；制定信息系统应急预案并提前演练；按照要求完成医管局（现北京市医院管理中心）医改监测平台数据传输、确保数据质量、加强改革数据监测等。

第一次大规模的长期监测和上报数据，……而且强度那么大，每天一报，而且持续了两个月还是三个月，这真的是没有的。（改革启动三个月后）改为月报，……月报一直持续到现在（执行一年后），而且还在持续。（北京市卫健委信息中心改革一年后的访谈A07-076）

北京市卫健委药械处负责收集全国各省药品价格数据进行比对，医疗机构通过一个平台招标药品，确保落实政策设计。

我做的最大的事就是在分类采购的前提下，需要找全国价并且实施动态的调整。这个价格不是死价格，而是一个参考价格，然后推给医疗机构。价格查询是在30个省一级的采购平台上。我没有收集宁波和三明这些地市级的，因为变化非常大、容易乱，我就收集省一级的采购相应的中

标价提供给医疗机构，但我的前提是分类的。（北京市卫健委药械处A12-033）

老百姓可以通过公众查询平台，查询到这个药品或者这家医疗机构的药品是多少钱买的。这也是对我们的监督，老百姓想买什么药能找到哪里有卖的。（北京市卫健委药械处A12-052）

第二个机制是医疗机构采购的价格透明。我们把整个价格分成红黄绿，再谈价格时，同志们都自己看，或者把京津冀价格作为依托，我能看到北京市现在谈的所有价格，我居在什么位置。比如我居绿的位置，就是低价，居红的位置就是我比别人买的都高，那我就可以点进去看看别人是多少钱买的，有利于形成价格发现机制。（北京市卫健委药械处处长A12-104）

医管处按照改革设计，在具体落实上首先发布专门文件明确改善服务需要做的具体工作；改革启动后表现为提高了质量监控的强度和频率。监测一方面促进卫生服务的改善，另一方面是服务于改革监测以及提高居民对医改的支持（爱德华多·波特，2011；贺红权等，2012）。

我们两大块工作，一个是改善医疗服务，等于是配合医改，提高患者的获得感，让大家支持改革，但是同时对我们来说，我们是最希望改革的……因为如果前期出现比如政府补偿不足等机制体制的问题，最后落到个体会导致医疗机构和医生行为扭曲。这种行为扭曲是需要医政来管的。所以我们希望如果大的政策、大的方向是正向合理的，比如说收费，各种价格杠杆，或者有些指标定得合理的话，医务人员就不会扭曲他自己的行为，那么老百姓是受益的，我们医政管理也不会有那么大的难度，所以我们是希望改革的，而我们改善医疗服务是代替不了改革的，因为如果可以代替的话，那就不用改革了……从我们的角度来说，我们是推力，就是希望有更多的人能够支持改革，感受到改革的变化，这样就会减少老百姓反对的声音。（北京市卫健委医政医管处A13-018）

北京市财政局对医疗机构的补偿主要分为新型床位补偿、分类补偿等对资源落实的保障。

医保基金总量是增支的。总量的增支，不能是赤字，那无外乎还是调整标准。政府补助占大头，占85%以上，政府补助占筹资标准的比重，城乡居民这一块。另外一块就是医疗救助，当时这一块也发了文，就是说加大对医疗救助对象的补助。因为医疗救助大部分都是财政筹资。第三块其实是城镇职工，但是我为什么放在最后呢？因为城镇职工是优先拿当年的收入解决。但如果是不足的话，则由财政进行兜底。累计结余如果最后出现了赤字，肯定是有财政来兜底的，但目前的情况来看是不需要的。在保障这应该是分三个层次。（北京市财政局 A15-005）

财政在医药分开综合改革里边，其实一直都坚持的一个原则就是财政对于医院取消药品加成形成的所谓的亏损，不给予直接的补助。北京的方案同时进行大批量的医疗服务价格调整，然后实现的是一个总量平移，有升有降同量平移，达到一个大的平衡。这个好处在各种宣传渠道里面都提到了，也是一个全领域、全地域范围的改革，不只是针对北京市属医院和区属医院，包括企业的医院、部队的医院等，还有一些非营利社会办的医院。它们都是执行的政府定价，如果价格上不给予统一、平衡的政策的话，简简单单靠财政来补的话，本身就是不公平的。（北京市财政局 A15-032）

现在来说我们每个月是通过医改监测来获取的，但其实这是一个统计数据。我现在要求医院出财务的月报分析，每月出一份，但是能不能真实反映情况，不一定。最准的还是年报，我们现在主要依靠的还是卫财报表。这个我觉得还是比较真实客观的，能真实地反映医院的运转情况。（北京市财政局社保处 A22-001）

北京市民政局社会救助处主要是执行政策，同时连接各个与困难群众相关的问题，联系各个相关部门。

因为民政在这个医改过程当中不是主体，因为它会涉及困难群众的利益，那我们就从这个角度出发，能够保证群众的一些基本权益不受损，但我们不是主体推动。（北京市民政局社会救助处 A16-002）

北京市人社局医保中心为了发挥医疗保险的引导作用，设立医事服务费的时候，对基层的医疗机构是有倾向的。

级别越低，一级及以下的医疗机构，社区服务占这些机构报销比例相对来说会高一些，主要是引导基层就医，具体的数据在这儿，三级、二级医院收费标准是多少，然后报销多少。（北京市人社局医保中心 A08-017）

2. 公共组织绩效

A医院运营效率有所提高，住院床日减少；更加注重成本控制，逐步朝着精细化管理的方向迈进。

第四章 案例研究

首先是医院里面组织专门的培训,给各科室培训,然后是科室和护士长给医生的培训,还发了手册,还有微信群发这个PPT。大家的通知,培训的内容也很多,包括这个价格的调整进行集中的培训,这块的培训还是很多的。牵涉到物价的培训更多一些,有两三次吧,关于医保报销的培训,哪些价格降低了,哪些增高了。这些不光是患者要了解,我们自己也是要先了解的,我们才能去跟患者解释,这个培训我们进行好久了。(A医院内科医生A19-008)

CT然后验血抽血;(价钱)低了点,一百多吧,一二百块钱,降低了几十块钱。(A医院门诊患者A06-034)

那个检查费跟这边的比好像是少了点。核磁在那边交二百多吧,这边就没交那么多,要自己负担那部分我感觉好像比那边少点。(A医院住院患者A06-035)

A医院门诊量有了一个比较明显的提升,平均门诊量增长了16.8%……增长原因主要是医事服务费引导。

医事服务费的这个制度设计,就是推动分级诊疗的一个价格杠杆。虽然老百姓很质疑,认为医事服务费的自付部分增加了患者的负担,但是只有医事服务费自付部分由患者来承担,它才能成为一个价格的杠杆,引导患者选择到底应该去什么样的医院看病,所以我认为这个不是增加患者负担,而是一个制度设计,但这个是设计本身,需要老百姓花时间来理解,然后也需要适应。(北京市卫健委医政医管处A13-125)

第二是药品对接……平时老百姓还是很认可的,好多都是因为药品开不了才不来,所以说政策放开后马上就来。(北京市某社区卫生服务中心主任A09-132)

进药的渠道绝对是正规的,老百姓很注重这个。这药跟社区的药价钱一样,老百姓信任这是真的,所以他买药也愿意上这来,排很长的队他也过来。尤其是这些慢性病,阳光采购他更信任了,再有他的药没变化,尤其是那些慢性病,他上个月拿的药,从这个包装、这个厂家都没变,但价钱下来了。所以药品这钱是降了,没有加成了,但是药还跟原来一样,所以他就增加信任度了。(A医院心内科主任A06-086)

各级医疗机构及时调整系统,严格执行政策设计的435项价格调整。价格调整也从患者访谈中得到了验证。

三　B 案例分析

1. 协同技术资源能力

2017年4月8日北京医改的名称虽然是"医药分开综合改革",但其重要的目标不单单是"医药分开"或者"破除医药养医",除此之外的一个重要概念便是"改革与改善同步"。

因为当时这个一提出来就有那么一个概念,叫改革与改善同步,所以说最开始从4月8日那天改革开始……有了这个改善服务的一些举措,包括基层的60岁以上老年人一块钱都免了。(北京市卫健委A04-039)

把我们技术力量提一下,给涨一下钱了,叫提价。有升有降,降的是大型检查还有药费。劳务这一块的劳务技术提起来,比如说护理费,一级护理费用提起了,但是里边包含的内容很多都是不让收费的,比如说吸痰、导尿这些护理费用都不让收。(B医院心内科主任A19-135)

常规的像处方这块的检查,包括处方点评都是常规在做。别的质控方面,应该还有一个综合的,就是根据各个方面的工作,做一个相应的规定,最后根据工作情况来给一个评分。这个大质控相当于是各个方面,包括院感、日常的工作、出勤率等。(B医院康复科医生A19-201)

北京市B医院在这方面做了大量的工作,比如利用信息化手段改善预约排队服务等。

比如说先诊疗后付费,主要是在城六区和郊区的交通要道等百姓集聚区这一块做。原来在B医院排队很长,那我们在社区能不能探索一种方便病人缴费的方式,就是不用老去排队,比如现在有手机预约,还有一些有POSE机挂号,提前约好了,然后直接去看了,看完以后缴费的时候一次缴费就完了,包括缴药费检查费,这样就省了排队的时间。这种主要还是在比较大的社区卫生服务中心能做到,不是全部,现在全市已经有大概2/3的比例。这种形式吸引了患者,将改革和改善相结合,同时让医院门诊量、就诊量增多。(北京市卫健委社管中心A21-086)

2. 公共组织绩效

分级诊疗和医联体相关工作是北京市整体医改一直以来的重要内容。在本次改革启动后的落实上,主要表现为延续此领域改革的工作。本次医药分开综合改革直接影响了病人分流,使得分级诊疗领域的许多相关工作变得更加迫切,例如提高基层能力和增加基层人力资源。定性访谈的结果说明，随着慢病老年患者下沉到基层医疗机构，在三级医疗机构中病人结构也相应发生了变化，疑难病患者的比例在上升。

内部结构呢还是有些变化，原来的专家比例在15%—18%，现在达到28%左右。另外服务能力和服务对象有所改变，我们三级甲等医院是希望能够多一点疑难危重。(B医院医生A19-145)

本次改革对三级医院医生的业务能力提出了更高的要求，也让医院相应的医疗安全面临更高的挑战。

能感觉到现在虽然病人数减少了，有可能原来一上午看五六十个，现在我可能看三四十个，但是每个人占据的时间和让我耗费的精力大大地提高了。有可能来一个病人，他身上就有十多个病，我光问病史就有十分钟，然后查体做检查都比原来耗时耗力多了。对我们医务工作者来说，所谓的CMI难度系数增高了。就诊能力这方面开建的东西多了，不像原来可能是一些社区大夫看的这种疾病。(B医院肿瘤科医生A19-052)

二级医院跟三级医院专家号的差距不大，大概是10到20块钱，有一些病人可能就不看专家了。如果真有需求的话，同样看专家，我差十块钱，我一样去三级医院也不会到二级医院……原来很多开药的病人，你这个一级医院报销的比例高了，恨不得65岁以上，甚至连一块钱都不挂（要）了，就在那里内外妇儿一个包就都拿走，确实很方便，但是确实影响了二级医院的普通门诊量。(B医院某主任A18-005)

北京当时提出的"改革与改善同步"口号是非常正确的，国务院后续也提出了改革与改善同步，很多市属医院前期都已经做到了……比如说卫生间放手纸这么小的一个事儿，就精细到这种程度，当然也有一些比如说像预约挂号这样的总体布局，都是在2017年有一个非常大的改进。可以说2017年总体市属医院，无论是环境方面还是措施方面有了非常大的改善，其中比如说如何让老百姓在医院不拥挤，更加快捷，推出了京医通的预约挂号，项目是非常成功的。在去年推了一年以后，在京医通上的挂号量是1690多万，点击量是四个亿，非常大的一个量，而且患者反映非常方便。比如说同仁医院、天坛医院，原来他们的大厅都非常狭小，大概是早晨七点多钟的样子，在实行预约挂号之前，大厅挤得一塌糊涂，实行预约挂号以后，大厅非常松散，没有特多的排队现象。特别是同仁，原来他的眼科室专门有一个大厅，专门挂眼科号，很多人早晨起来六点多钟就过去了，人多极了，现在那大厅已经完全没有人工挂号了，20多台自助机取代了人工挂号，效果非常非常好。（北京市卫健委医政医管处A13-008）

现在都有绿色通道了，就直接可以上传……对，而且像我们都会经常去那些医院，直接就会看，说你这个如果当地去不了，你要去直接找我就行了，我肯定会给他后续安排好，不用病人满医院不知道往哪个部门去。（这个变化是咱们4月8日以后的，还是说三年前医改后就有了？）之前就有了。像我们定点的几个医院，这些都已经很通畅了。（B医院肿瘤科医生A19-046）

第三节 医耗联动政策下节约型医院的金点子

一 政策背景

医耗联动综合改革是对2017年医药分开综合改革思路的延续，包含了很多政策，既有价格也有医保的报销政策，充分体现了三医联动。医耗联动综合改革背景下，医院面临严控耗材占比和耗材成本的双重压力。北京市医疗管理局在运行7年后进一步明确为医院管理中心。自三次政府机构改革后（2005、2013、2018），卫生健康部门的责任都是明显加大了，北京市卫健委从原来的24个处室增加到28个处室，正处级的领导职位数也增加了8个，特别设置了4名卫生监管与监察专员。医耗联动综合改革有了足够的行政资源，包括78名处长。2017年成立了北京医改协调小组，这也是治理体系和治理能力的优势和加强，部门之间的协同、联动得到了强化。加上中医局、医院管理中心和老年协会三个副局级单位，有390名的行政编制。在明确医疗支出政策的背景下建立高效医院，医院能够节约各种资源支出，降低医疗运营成本，实现经济效益（蒋文峰等，2017）。创建节约型医院，就是节约增效，用最少的资源创造最大的价值。

二 A医院案例分析

1. 协同目标战略能力

A医院的目标战略协同是针对不同主体之间的协同，不同的主体承担的职责不同。医院需要在目标战略协同中设置清晰的目标，同时减少职责权限重叠和交叉的部分，这反过来又减少了各部门和预算单位的工作量以及管理业绩的费用。A 医院紧紧围绕目标战略来谋划医疗服务体系，包括任务职能、考核内容、指标体系等方面，还需要考虑产生的经济效益、社会效益、可持续性影响、服务对象满意度等。

有，这方面特别明显，比如说水、电、空调，就是以前吧，虽然也会说大家要节水、节电，下班关电脑，但是现在很明显的改进是总务处会查，查完之后要扣科室绩效，这是最明显的一点了。（A 医院肿瘤科大夫 A06-063）

2. 协同制度建设能力

A 医院建立全过程预算绩效管理体系，在预算编制之前进行了专家论证，预算执行期间按月、按季度加强资金使用情况监管。在预算监督阶段，评价实际成本和结果，对照绩效目标开展问责。

您说的控费嘛，我们两手，一手是基金安全，核查基金安全里面不能有骗保和恶意行为。另外一手通过总额预付，做导向性和效益的优化，就是两个手同时在抓。（北京市人社局医保中心 A08-037）

改革对于医保基金的支出结构产生较大的影响，药品费用下降，耗材价格和耗材费用增长。医保部门针对费用结构的变化，对医院的考核做出了调整，加大了对耗材费用的控制。（北京市人社局医保中心 A08-042）

A 医院提出节约型医院，不是一次性的口号，而是一次理念和行动的双结合，努力培育和提升医院核心竞争力。（A 医院书记 A35-003）

另外呢我们逐渐在推全成本核算，推激励机制，员工的积极性也提高了。我们去年一年手术量增加了，大中型手术也增加了几千台。（A 医院书记 A35-093）

3. 公共组织绩效

在节约型医院的建设中更进一步深入分析研究，使现行方法尽量地简化，提高工作效率。比如在北京 A 医院中，在满足地下车库通风需求的前提下，根据季节变化、医院门急诊楼、外科楼的车流、每周人流量的变化，对医院地下通风机组进行调整以达到节能效果。为全面落实节能工作，将各区域的风机盘管节能工作落实到人，划分责任区、制作空调面板使用说明并下发至外委公司，由各层保洁员、导医、保安负责区域空调的开关及调整工作。

北京 A 医院后勤保障处维修科推出临床科室上门巡检服务，并发放印有联系电话的"温馨服务卡",将服务由过去的被动等报修变为主动上门检修。综合巡检小组由 5 人组成,带班组长、水、电、冷及综合维修工各 1 名,负责临床科室和职能处室设备设施的日常保养和维修。在工作中,巡检小组不断总结维修专业特点,提高维修技术水平,巡检工作极大地减少了一线人员对设施设备的报修量,使其将更多精力投入临床工作中。

三 B 医院案例分析

1. 协同技术资源能力

为了不断提高医疗水平,满足病人的医疗需求,B 医院近十年更新或新增大型设备数十台,使得 B 医院门诊量增加,手术量增加,标本检验量增加,外院病理会诊量增加,医院运行成本不断增加。B 医院门诊楼改建后的投入使用和正在进行中转化医学中心工程使得各种设备相应增加。

以北京 B 医院院内 5 个试点病房耗材支出为例(如表 4-3 所示),其中可收费耗材 2018 年总金额 9.3 亿元,同比增长 24.95%,不可收费耗材 2018 年总金额 1.26 亿,同比增长 16.31%。随着门诊量手术量的增加,耗材增加是必然的,但是控制不可收费耗材的使用还是可以做到的,如棉签、手套、口罩等一次性消耗品在保证安全洁净的前提下可以做到节约使用。

表 4-3　　　　　　北京 B 医院 5 个试点病房耗材支出

试点病房	2018 年上半年支出总额（元）	2019 年上半年支出总额（元）	总金额同比下降率
病房 A	27269.83	24118	12%
病房 B	105784.72	81085	23%
病房 C	14473.28	13229	9%
病房 D	5267.68	4116.3	22%
病房 E	83784	79099	6%

资料来源：B 医院财务处。

一次性用品严格控制使用。降低一线科室固定资产报废率,严格遵循后勤的固定资产报废流程。对于年久失修、换配件比买一个新的设备贵及确实达到使用年限的设备都会及时报废,将这些一线科室淘汰下来的东西用于其他地方。同时要保障一线工作人员工作环境的舒适度,比如内科楼冷冻站冷冻循环泵更换,内科楼配电室更换老式变压器,减少电量损失等。在北京 B 医院中,经常发现无人区域的空调盘管控制开关开启,为了避免能源浪费对开关控制线进行拆除,通过数据统计对比每年可节约用电 6 万 kW·h。门诊楼共计 14 部楼梯间,楼梯间各层照明均由墙壁翘板开关控制,照明长期开启,为达到节能效果又不影响正常使用,对所有翘板开关更换成声光控开关,在有人经过时自动亮起并延时 30 秒关闭。共计对 290 套照明开关更换重组,更换后节约用电 55%。

能源消耗推广计量管控。具体的做法比如拆除开关控制线、动力运维机房淘汰水泵、电梯等高耗能设备等。在北京 B 医院门诊楼中,个别区域有长明灯不受开关控制,分别将门诊楼共 19 个回路的 800 余套公区照明进行线路改造,170 个 24 小时运行索引标识灯箱控制回路进行改造,将控制回路接入楼控系统并安装时间控制器,根据科室开诊时间开启、关闭,月节约用电 1.08 万 kW·h。对门诊楼医护走道、公区、卫生间、车场等区域,在不影响正常亮度情况下拆除部分灯管,共计拆除光源 1300 个,总功率约 30.5kW,月节约用电 9360kW·h。通过对数据进行统计分析、对比找出可控点,根据门诊楼各科室接诊时间,物业与各科护士长沟通在不影响正常照明情况下,对制冷机组、公区楼宇控制照明、空调机组运行时间进行精细调整。

试剂耗材专人把控统计。各部门联动完善规章制度,规范节能管理。对合理用药增加频次,对一些重点的药物加强监控。各个医院的做法不一样,有的是把每个月用量最多的药发布出来,有的是把可能最贵的药拿出来,哪个大夫开得多或者少,开得多的要点名,看这个药该不该开。

我们打算药学的人才都从药厂来招聘,不托管。质量还是我们把控,主要是拿药抓药的人,包括下一步收费挂号处的人员,看能不能比如说各银行来找我们,用什么产品。(B 医院院长 A19-025)

包括试剂的使用、药品的使用和规范的管理,另外节约成本啊,原先可能一个试剂盒几个人就用一个,那现在降低了,凑够足够量才去用一个。包括有一些实验的合并不再浪费,都集中在一个点,可能更节省。(B 医院院长 A19-014)

这个成本控制上肯定是要加大力度的,特别是高值耗材这方面尤为突

出。在精细化管理的成本控制方面要有效益。(B医院院长A19-057)

2. 协同文化建设能力

B医院树立节约典范,号召全院学习。科室重视措施落实到位。提供一个良好的就诊环境,同时更要为医生营造舒适的工作环境,而每个科室领导大多数对门诊量手术量的要求会更高些,往往会忽略通过节约降低科室成本,所以促进中层领导干部节约意识的提高也是很重要的。

发展改革处针对协同文化建设开展了多轮的培训宣传。

首先是机关学习,政策未出现之前,各科室提前学习掌握,至少咱们自己熟悉政策……给医院培训,培训主要院长书记副院长,主要领导班子,主要职能部门负责人,结束后在医院里面再培训,院级的、科级的逐步培训,培训到每一个人,培训的深度和广度是非常大的,刚开始每天报培训多少个人。(B医院某主任A18-003)

改革一年来主要针对协同文化建设开展了多轮的培训宣传,好多同志不一定能够完全了解或理解医改,基层很显著的特点是机构多。

这个特点也造成了要加强我们的宣传和监测,另外要关心我们的职工,我们同时也建立起完善的改革监测机制,采用多种形式进行督导、会议主导、暗访复查等,保证我们改革措施到位,让医务人员本身(有)获得感,也要让百姓有获得感,这是我们根据职能做(的)。(北京市医管中心发展改革处改革一年后的访谈A20-075)

从我们理解来看,协同文化建设的主要目的还是挺明确的,让医务人员能有一个认同感,这是其一。其二就是让老百姓通过医改能够真正获得实惠,这实际上是医改的主要目的。作为我们医务人员来讲,也是比较支持的。(B医院院长A19-013)

这次改革该做什么还是很清楚的,特别刚开始运行的时候,从上到下,从协同文化建设到各项政策制度的落实,各方面还都是很清楚的。(B医院院长A19-053)

市属医院要按照"横到边、纵到底"的原则,在市卫生计生委、市医管局统一领导下加强思想动员,确保医务人员充分认识医耗联动改革的重要意义,自觉投身改革。加强对院内职工培训,确保医院所有干部、职工、返聘人员、在院学生、志愿者、安保人员及保洁人员等各级各类人员100%参加培训,同时做好离退休职工的宣传工作,确保培训不留死角。(B医院院长A19-089)

3. 公共组织绩效

医耗联动改革启动半年后B医院实行一控双降，做好持续的费用控制，让老百姓能够持续地感受医改的过程。另外有一些比如耗材的大户，用药大户医院会做一些集体约谈。

我们的整个费用控制还是非常好的。为了更合理地控费，卫健委前段时间也发过这样的报告，包括费用的情况，耗材比例的情况，然后我们就把排行比较靠前的这些医院，总体叫过来约谈，效果还是非常好的。（北京市卫健委医政医管处改革一年后访谈A13-056）

在医耗联动政策阶段，B医院可以概括为：一降低，医用设备检验项目价格降低；一提升，医疗服务项目价格提升；一取消，医用耗材加成取消；一采购，11个省市的集中采购的联盟试点，4+7的药品采购，加强医疗保障的支撑作用；一改善，进一步改善医疗服务。2019年设置了40项改善医疗服务的内容，2019年6月15日又圈定了20项改善医疗服务的内容。B医院的重点改革任务：加大医疗保障力度，调价的项目都纳入医保的报销范围，对社会救助的比例提高了五个百分点，城镇职工及城乡居民住院报销封顶线提高30%左右，对于特殊病种采取定额付费的方式，使用按床日付费的方式。

四 本节小结

本书对案例进行纵向剖析，纵观A组织、B组织在不同协同治理能力的组织中有着不同的公共组织绩效的表现，具体可以归纳为表4-4。

表4-4　　　　协同治理能力和公共组织绩效的比较

医院名称	不同政策阶段	协同目标战略能力	协同技术资源能力	协同制度建设能力	协同文化建设能力	公共组织绩效
A医院	医药分开综合改革	高	/	/	/	高
B医院	医药分开综合改革	/	高	/	/	高
A医院	医耗联动政策阶段	高	/	高	/	高
B医院	医耗联动政策阶段	/	高	/	高	高

在医药分开综合改革阶段，参与改革的机构有3700多家。A医院和B医院全面推进，平稳有序，符合预期，各方反响良好，各项业务运转顺

畅。A医院和B医院专门设置政策咨询台（中心），做好政策解答咨询，并着力改善服务。A医院和B医院实现有效的多部门和跨省协同作用，以及中央和地方政府、军队、医疗机构和卫生人员之间的纵向协同作用，以实现逐步改善服务和提升公共组织绩效。

第四节　C、D医院案例的比较分析

上一节对主要案例进行了纵向剖析，本节则采取横向比较案例研究的方法，研究协同治理能力中的协同制度建设能力和协同文化建设能力在其中发挥的中介作用。首先选取了与A案例（北京市综合三级医院）和B案例（北京市综合三级医院）两个相同规模的组织，接下来选取C医院（西宁市综合三级医院）和D医院（深圳市综合三级医院），与上述案例进行横向的对比，在控制其他相关变量（成立时间、规模）的基础上，重点考察不同协同治理能力对公共组织绩效的影响，进而希望达到两个目的，一是以最相似案例的对比来加强因果推断，说明协同治理能力对公共组织绩效的影响；二是通过对四个组织协同能力的分析进一步揭示出因果机制，回答协同治理能力对公共组织绩效影响的问题。

一　C医院案例分析

1. 协同技术资源能力

C医院是较早开展远程医疗探索的医院，通过信息促进资源的纵向流动，增加获得高质量卫生资源的机会和提高卫生服务的整体效率。C医院通过实现医疗信息化，提升C医院的协同技术资源能力，为C医院发展提供持续的动力，让患者与医务人员、医疗机构和医疗团队进行高质量的信息和资源共享。C医院在经验医疗阶段的实践应用主要体现在两个方面：一是将互联网作为信息搜集工具，用于医疗信息的搜集和整理；二是借助互联网平台的经营模式，将医疗领域的部分行业或部分环节放在网络平台上。其中，利用互联网进行信息搜索和整理，仍然处于信息处理的初级阶段，尚未发展到最关键的分析和决策阶段。C医院在建设智慧医院的实践中，将智慧医院建设的重点放在服务医生上，要求将网络平台作为信息搜集的工具和渠道，提高医生的工作效率。

智慧医院的建设和各医院智慧系统间高效互联互通成为分级诊疗模式

落地的关键。持续改进医院智慧服务评估，目的是指导智慧服务信息系统应用科学、合理有序地在医院运行。完善智能信息服务，用于改善病人的医疗服务和开展全生命周期的健康管理。（国家卫健委干部培训中心某主任A14-005）

第一，C医院推动实施质量和医疗安全准入制度，完善医疗质量管控制度，不断提高医疗质量。C医院使用智能医疗系统帮助医院实现多职能部门的管理和治疗工作。

第二，C医院加强服务规范化建设，深化优质护理服务，落实便民措施。推行基于互联网的全预约挂号服务模式，充分释放利用医院空间资源，提供微信、自助机、网站、手机App、电话、现场预约6种预约模式。

第三，C医院注重引进人才，保障医院活力。C医院加强学科建设和人才队伍建设，定期组织技能培训与考核，提升专业素质。医院牢固树立"人才兴院"的理念，不断夯实、筑牢医院发展基础。

第四，C医院借力HRP信息系统，实施精细化管理。一些管理人员表示：

增强协同技术资源能力有助于缩短门诊患者候诊时间，以及提高教学科研工作的水平。随着药品目录的对接，处方下沉比较明显，一些基础较好的一级、二级医院需要认真学习三级医院用药，包括集体学习说明书等，提高基层用药能力。（C医院主任医师A02-004）

2. 协同制度建设能力

第一，C医院价改红利实惠民生，医药费用减负明显（如表4-5所示）。新版医疗服务价格的调整撬动了医药、医疗和医保关系的结构性变化，此次改革基本实现了患者费用负担与获益的平衡，患者医药费用减负明显。自2016年5月1日取消药品加成收入以来，C医院药品收入减收部分切实为患者医药费实惠让利，截至2019年共为患者医药费用让利24217.23万元。2016年共让利3671.4万元，2017年让利6532.77万元，2018年让利6665.33万元，2019年让利7347.73万元。改革前，2016年1—10月C医院药占比为38.17%，改革后，2019年C医院药占比为31.36%，药占比降幅为6.81%；改革前，2016年1—10月份门诊次均药品费用为81.31元，改革后，2019年门诊次均药品费用为83.06元，同比增加1.75元；改革前，2016年1—10月份住院次均药品费用为5580.27元，改革后，2019年1—10月份住院次均药品费用为5268.73

元，住院次均药品费用下降311.54元，同比降幅为5.58%。

表4-5　2016年1—10月、2017年1—10月、2018年1—10月、
　　　　2019年1—10月份次均费用变化　　　　　　　（单位：元）

项目	2016年1—10月	2017年1—10月	2018年1—10月	2019年1—10月	改革后趋势
药占比	38.17%	34.35%	31.06%	31.36%	-6.81%
门诊次均药费	81.31	82.47	75.73	83.06	1.75
住院次均药费	5580.27	5182.61	5001.54	5268.73	-311.54

资料来源：C医院财务处。

第二，C医院建立医疗服务价格动态协同调节机制。价格管理部门及时对新增项目或过高、过低项目价格进行论证与审批。医疗机构根据医疗服务项目开展情况，书面提交医疗服务价格调整申请及相关论证材料后，建议价格管理部门于15日内及时受理，30日内及时论证，60日内书面批复论证结果。若医疗机构在上报3个月后仍未得到任何口头与书面批复，为保障患者权益，医疗机构开展新增医疗项目不予追究行政责任。扩大医疗机构自主定价项目范围，除基本保健服务项目和基本医疗服务外，开展不同服务内涵的医疗服务项目，更好地为患者服务。积极创新医疗收费支付方式改革，在医疗服务项目收费的基础上，实行按病种收费，逐步实现DRGs收费方式，适用于不同级别的医院、疾病和服务特点的综合收费模式。

第三，C医院将加强成本管理作为加强公立医院管理的主要任务。制定和完善成本管控配套制度，通过医院HRP信息系统建设项目，不断优化成本管控措施，调整科室成本管控目标，进一步降低药占比、卫生耗材占比及医院运行成本，加强预算管理，合理分配医院各项支出。C医院加大力度调增医疗服务性收入占比，将医疗服务性收入提高至40%。尽管结构不断优化，但当前医院医疗服务性收入占比仅为20%左右，医疗服务性收入是保障公立医院良性运行的经费来源，人员经费支出与医疗服务性收入的严重失衡会导致公立医院发展的不稳定。建议进一步加大力度调增医疗服务项目价格以体现医务人员劳动价值，建议调增各级医师诊察费、扩大省级和国家级专家挂号费的实施范围、提高护理收入项目收费标

准、增设"药事服务费""静脉配置费"降低医院药物服务成本,通过调增医疗服务性收入项目来确保价格补偿率在本年度内达到40%。

3. 公共组织绩效

青海省自2016年5月1日0时起取消药品加成,并推行《青海省公立医院医疗服务项目指导价格》。此次医疗服务价格改革主要调增了部分手术、护理、诊察、治疗等项目,调减了部分检查、化验项目。自医疗服务价格改革三年来,青海省发改委、省卫健委和省医保局不断调整和完善青海省医疗服务价格政策,公立医院的医疗服务项目收入逐步提高。2019年C医院药品占比、住院次均药品费用、职工报付比下降,医疗服务性收入上升,检查、化验收入与改革前基本持平,药品收入降低了6.81%,治疗收入、手术收入、床位收入、诊察收入结构占比分别增加了2.80%、1.36%、0.59%和0.37%;改革后,C医院2017年、2018年、2019年医疗服务价格补偿率分别为21.69%、37.20%、49.76%,剔除内涵一次性耗材成本支出后的医疗服务价格补偿率为6.95%、14.20%、25.39%。

通过上述分析可以看出,C医院在协同技术资源能力、协同制度建设能力方面比较高,对应的公共组织绩效也较高,C医院与A医院和B医院在协同治理能力与公共组织绩效的比较如表4-6所示。

表4-6 C医院和A、B医院协同治理能力与公共组织绩效的比较

组织	协同目标 战略能力	协同技术 资源能力	协同制度 建设能力	协同文化 建设能力	公共组织 绩效
A	高	/	高	/	高
B	/	高	/	高	高
C	/	高	高	/	高

二 D医院案例分析

1. 协同目标战略能力

D医院协同目标战略能力主要体现在以下几个方面。

第一,成立领导机构,明确工作目标。D医院明确"两准、四早、三稳"的工作目标,即准确把握疫情发展趋势、准确掌握疾病传播和发病特点,确保医疗救治工作平稳、医疗秩序平稳、生产安全平稳。同时为最大程度提高工作效率,在事权划分和职能配置上,尽量减少重叠。领导小组由8个专项工作组组成，院级领导既是领导小组成员，同时也是各工作组组长，有序推进各项工作，包括建立决策制度、出台医院方案、组织志愿报名等。D医院强化组织领导，加强领导决策，形成"班子统筹、部门协调、全员参与"的预防救治体系（如图4-1所示）。

第二，提前谋划部署，确保防治效果。提高政治敏锐性，未雨绸缪，进行"战斗"部署和全方位准备。明确各部门职责，成立专家救治组，确定分区域救治的原则。打破处室职能界限，以工作项目小组制有效防控疫情。医院下设八个专项小组，每个小组由一名院级领导负责牵头协调相关工作，实现了"全覆盖、全流程、全人群"。

第三，建立会商机制，及时沟通协调。为有效应对应急状态下的各种突发情况，D医院每日召开领导小组会商会，做到精准指导，及时应对。抓住关键环节，做好院感控制。针对医疗系统发生的院内感染问题，按照上级要求，党委专题研究院感防控工作，制定并下发院感防控文件，强调院感防控的重要性和紧迫性。组织成立工作专班，加强院感防控和督导，明确工作任务和责任部门，加强分区分级防护（如图4-2所示）。

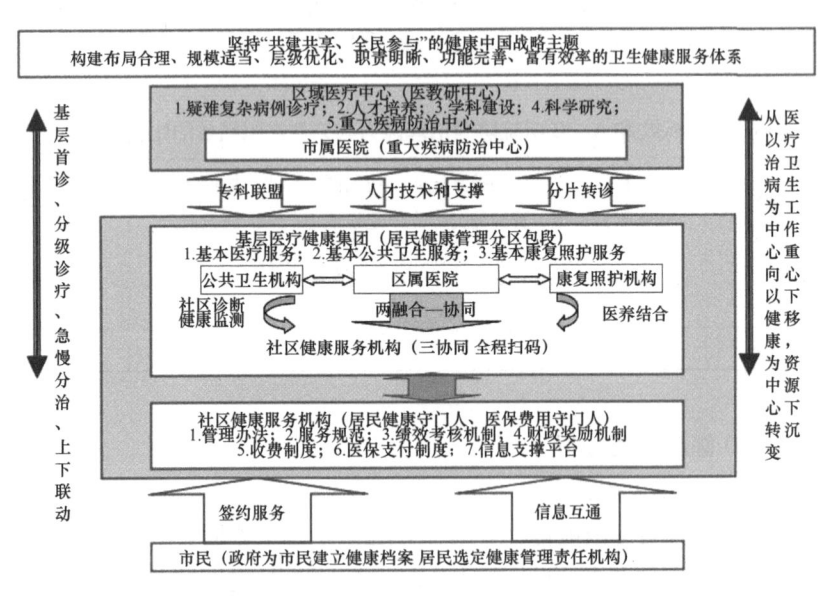

图4-1　D医院"两融合一协同"医疗卫生服务体系

资料来源：深圳市卫生健康委员会。

第四章 案例研究

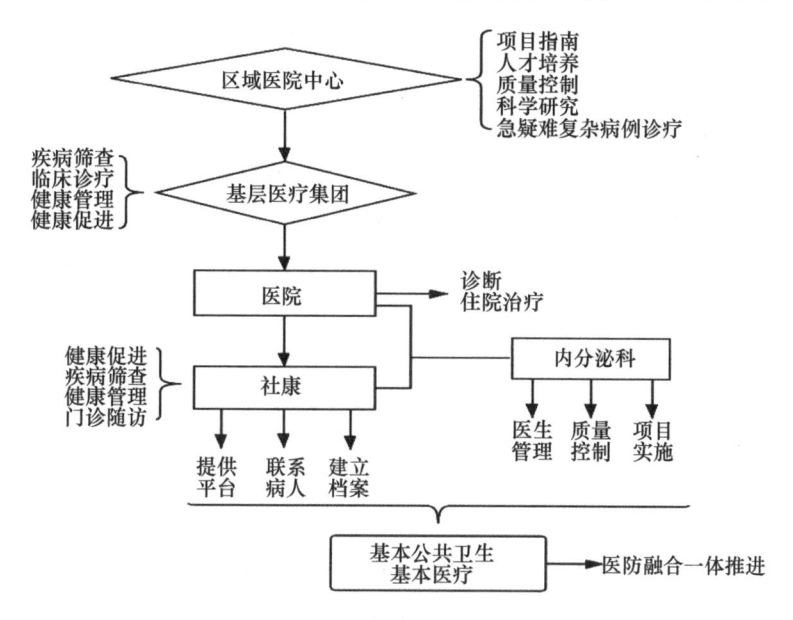

图4-2 D医院医防融合一体推进项目

资料来源：深圳市卫生健康委员会。

作为定点医院，在做好病人收治工作的同时，积极克服人员紧张和综合管理的压力，细化医院院感防控方案，坚持综合学科不停诊，满足广大群众就医需求，发挥"双急诊"（普通急诊和感染病急诊）优势，保证急性心梗、上消化道出血的病人在疫情期间仍可以通过绿色通道得到快速有效的救治。统筹全院人力资源，做好群防群控工作。针对入境筛查任务增多的实际情况，根据需求组建筛查人员信息报送和情绪疏导工作组，减轻一线医护人员压力。

2. 协同文化建设能力

D医院继承和发扬医院"团结奉献，敬业创新"的文化理念，一是继续保持并加强医院网站、微信公众号等自有宣传阵地的宣传；二是积极展现医院特色文化和以病人为中心的服务理念；三是营造医院人本文化和团队文化，推进医院工青妇等群团组织的建设，增强员工归属感。

D医院用精细服务加强对职工的关心关爱，体现"医院温度"。医院建立了职工关怀慰问工作机制，为一线工作人员提供支持。为使一线医护人员全身心地投入救治患者工作，医院党委根据需求组建了物资配送、体温检测、信息报送和疏导解释志愿服务队。对于隔离病房和感染急诊实行物资配送到科室的方式，节约一线人员时间，防止院内交叉感染。如采取腾空病房、协调医院周边酒店资源等方式，积极解决一线职工住宿问题；针对一线医务人员心理压力大的现状，邀请心理医师驻院为职工提供心理危机干预和心理疏导；及时慰问一直指导疫情防控工作的专家家属，并统筹协调暂时不安排其家属工作任务，使其安心照顾家庭；还为全体职工快递生活用品和食品、派发消毒用品，为不能回家的一线医务人员送去生日祝福和鲜花，为职工提供理发服务……以"爱"为名的接力棒，正在一棒接一棒地传递。建立关怀慰问工作机制，及时沟通并统筹协调解决实际困难。完善防疫物资管理机制，在满足一线人员安全防护需求的前提下，按照岗位实际需要，确保合理使用物资。

做好宣传舆论引导，凝聚疫情防控强大精神力量。组织医疗专家配合主流媒体做好科普宣传工作，引导公众客观准确地认识病毒特点和疫情发展趋势，科学做好个体防护。通过主流媒体、医院自媒体等形式加强宣传报道，增强公众战胜疫情的信心。坚持以重点、特点、亮点为中心的宣传路线，引导医院全体工作人员投身抗击疫情的斗争。注重国家安全和保密意识教育；组织学习《医疗卫生机构和医务人员必知必会法律法规》，引导职工增强法律和保密意识。线上线下同时营造积极健康的工作氛围，保证各项工作依法依规有序推进。

在精准施策与从容应对中为爱前行，确保实现患者精准救治和医务人员院内零感染一直是我们的目标。面对突如其来的疫情，医院四大中心充分发挥学科优势，在保证患者得到充分救治的前提下多学科通力合作协同作战。医院在最大程度降低病死率、提高救治率方面采取了多项措施。（D 医院书记 A25-019）

3. 公共组织绩效

在实施公立医院绩效管理中，D 医院将健康中国建设放在全局思考，强调系统性、整体性、协同性的因素对绩效管理的影响，并制定了促进协同的机制，以逐步建立管理结构性能与各行为者进行交互的绩效管理格局。

D 医院统筹推进各项工作任务，在疫情防控工作中发挥统筹协调力。在疫情防控中响应复杂的变化，进一步完善和提升医院应急管理体系和综合治理能力，统筹推进各项工作任务优先于遵循原定的计划。

面临疫情情况，新赋能组织结构需要被构建。其中包括工作部门化、专门化等，其中协同合作、共享共创等元素非常重要。（D医院书记A25-008）

D医院充分发挥学科优势，在疫情中多学科通力合作协同作战。为做到"应收尽收"，一方面，从2020年大年初一开始，全院开始了几次大"搬家"：合并病区患者、腾挪床位，腾出病区和重症监护病房，做好了根据疫情发展继续腾出床位的规划和准备工作。治疗工作中，注重中西结合的治疗方案。另一方面强调加强护理，严格遵守在开展疫情预防和控制活动的地方进行监测和检查的要求，重点是发现问题和预防控制风险，聚焦疫情防控工作重点环节并做好监督工作。

通过上述分析可以看出，D医院在协同目标战略能力、协同文化建设能力方面比较高，对应的公共组织绩效也比较高。D医院与A医院和B医院在协同治理能力与公共组织绩效的比较如表4-7所示。

表4-7　D医院和A、B医院协同治理能力与公共组织绩效的比较

组织	协同目标战略能力	协同技术资源能力	协同制度建设能力	协同文化建设能力	公共组织绩效
A	高	/	高	/	高
B	/	高	/	高	高
D	高	/	/	高	高

第五节　对理论框架进行稳健性检验

本节的目的在于对理论框架的解释力进行稳健性检验。在KKV的描述中，如果能用最少的假定去论证最多的假说，理论框架的解释力就越强。这里选取了E医院（北京市综合二级医院）和F医院（北京市基层一级医院），即分析不同层级医院的协同治理能力对公共组织绩效的影响，对本研究的因果机制进行稳健性检验。

一　E 医院案例分析

1. 协同目标战略能力

E 医院实现了人员、资金、物资的综合管理，从而履行政府分配给社区的公共卫生和基本医疗任务。E 医院与北医三院合作共建以来，出院收入增加，出院人次较上年同期每月增加 100 左右，住院检查人次占比明显减少。E 医院由之前平均每名住院患者需进行 5—6 项检查变为平均仅需 3 项检查。药品收入占比在出院收入中占比最大，且一直增加，检查收入、治疗收入均有所下降，手术收入基本持平。

改革的时候，有一个市属公立医院落实医药分开的操作指南，还有一个手拉手的工作机制。这种互帮互助的机制和操作指南直接落地到医院，比如信息部门要干什么，比如改革启动前这些系统都要怎么调怎么试运行，当天医疗是怎么布局的，包括在诊间要是出现收费划价的那些情况该怎么办，是特别详细的。(北京市医管中心改革一年后的访谈 A03 -004)

因为医生工作量是增加的，特别是门诊量增加以后，看门诊的医务人员非常辛苦，然后我们也是针对这种情况想了很多的办法。门诊量增加主要还是医生和药师，包括护士可能整体比较忙。我们要加强积极性，主要要加强绩效考核，并将考核结果跟我们核定基层的工资等次相衔接，去年我们绩效考核有三个区是优秀，剩下 13 个区的成绩都超过了 80 分。三个区优秀的上浮 25% 的绩效工资，13 个区合格的上浮 20% 的绩效工资。(北京市卫健委社管中心 A21 -013)

2. 协同文化建设能力

E 医院的负责人认为医院建设需要重视人文的核心价值观。

所以说为什么现在有这么多投诉，有可能就是医生为了他自己的次均。唉，我别超了，对吧，我超了，医院该查我了，那我可能就跟病人说：你开药太多，你先开这些，明儿你再来找我，或者过两天你再来找我。那无形中你就会增加病人的就医次数，病人就会不满意。(E 医院管理人员 A17 -026)

第一，E 医院丰富协同文化内容和形式，扩大吸引力。第二，E 医院完善人员与绩效考核，提高医务人员积极性。提高家庭医生的技能，使社区居民对家庭医生充满信任。第三，E 医院的管理者和医务人员普遍反映改革实施是必须执行的"政治任务"。反复的宣传、动员和督导也保证了对各项改革措施认识上的统一。一位医务人员在谈到宣传和接受程度时提到：

> 很彻底，那段时间吧，开了好多好多会，全院会的时候我们要跟着去，中层会的时候还是要跟着去，就是一直在说这个事儿。全院会完了之后，给我们再开小会，开完会之后，回去还要再传达，基本上每个人都比较了解情况。（E 医院管理人员 A17-087）

3. 公共组织绩效

E 医院改革后，二、三级医院患者流入基层，增加了基层医疗机构的服务数量和医务人员的工作量。北京市社区卫生服务管理中心通过绩效考核和增加医务人员收入来激励基层医务人员。基层医务人员反映收入有所增加，下沉的疑难患者增多，也给基层医务人员接触疑难病症的机会，有利于提高基层医务人员的服务能力。

> （改革一年来）另外一块儿就是宣传工作，医改好多同志不一定完全了解或理解，基层很大的特点是机构多。位置分散，大街小巷，我们开始按照十五二十三十分钟，就是城区郊区和山区吧，所以点很多。……所以这个特点也造成了社区卫生机构要加强我们的宣传和监测，另外要关心我们的职工，我们同时也建立起完善的改革监测机制，采用多种形式进行督导、会议主导、暗访复查等，保证我们改革措施到位，让医务人员本身有获得感，也要让百姓有获得感，这是我们根据职能做的。（北京市卫健委社管中心 A21-059）

> 因为基层现在主要的变化就是门诊量增加得比较厉害，所以就在能力提升和机构运行机制上提供了保障。（北京市卫健委基层卫生处 A04-071）

通过上述分析可以看出，E 医院在目标战略能力、协同文化建设能力方面较强，对应的公共组织绩效较高。E 医院与 A 医院、B 医院、D 医院在协同治理能力与公共组织绩效的比较如表 4-8 所示。

表 4-8　E 医院和 A、B、D 医院协同治理能力与公共组织绩效的比较

组织	协同目标战略能力	协同技术资源能力	协同制度建设能力	协同文化建设能力	公共组织绩效
A	高	/	高	/	高
B	/	高	/	高	高
D	高	/	/	高	高
E	高	/	/	高	高

二　F 医院案例分析

1. 协同技术资源能力

F 医院通过智慧 App、智慧档案、智慧上门、智慧诊疗、智慧绩效的"五智慧"手段来提升协同技术资源能力。F 医院中的智慧 App 通过互联网手段将医院健康管理服务延伸到家庭。手机端 App 签约成功后，通过身边医生的 App，可进行医患互动，使签约居民与医生成为"朋友式"医患关系，提升了居民获得感。智慧诊疗是利用 HIS 系统，将慢性病预防的指导方针或管理标准作为知识库纳入系统，并利用辅助诊断系统进行临床决策，将临床决策思维方式纳入系统，打造智能化门诊系统，使其成为医生助手，实现对慢性病的智能化和精细化管理（如图 4 - 3 所示）。智慧上门主要面对老年患者，为老服务，比如拥有连心通腕表的签约居民可享受连心通服务。通过可穿戴设备，签约居民将血压监测结果以手写、手机 App 等形式记录，家庭医师给予及时干预，达到控制慢病的效果。

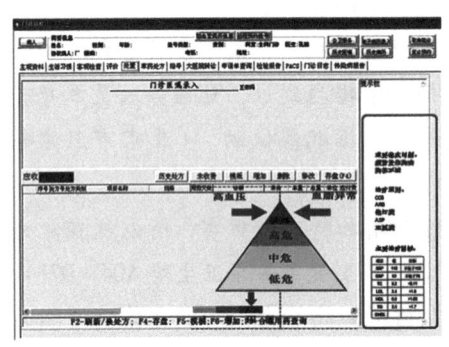

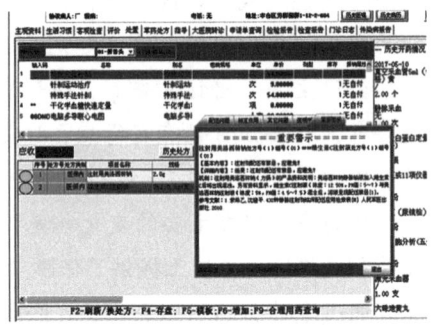

智能化慢病评估系统　　　　　　　　**合理用药知识库系统提供药事服务**

图 4 - 3　F 医院智能化慢病评估系统

资料来源：F 社区卫生服务中心医院。

互联网技术在基层医疗中的引入具有比较丰富的经验，一方面是基于我国"互联网 +"的长期发展；另一方面是因为医疗服务长期引领着尖端技术的实际应用，具体表现为诊断器械、治疗设备以及各类先进的美容设施等。互联网技术在医疗服务领域的应用始终是一种手段，而非目的。面对智慧医院建设中的复杂问题，"互联网 + 医疗"、精准医疗、医联体等成为解决问题的可行之道。一个零边际成本社会，一个共享经济时代，一个精准医疗趋势，共同改变了和改变着卫生体系和服务能力建设中不确定性和信息不完备的条件。（国家卫健委干部培训中心某主任A14-025）

因为我拿了一个人民医院的单，单上就有哪个大夫、什么主任、哪天的号，然后看完以后我就直接到这儿了，我就能约，比如我看哪个大夫周四上午几点，他就给我直接约好了，约完了以后他告诉我就拿这个单，比如在两点之前到人民医院去挂号，我基本上等不了多长时间，20分钟、半个小时我就能看上病了，我要是不在这儿约，到人民医院约，我头一天去都挂不上号，那人可多了，你知道吗？（患者A06-089）

崔大爷的慢病在家庭医生的帮助下得到稳定控制。64岁的崔大爷昨天上午根据预约时间来到了家门口的F医院，他来找他的老熟人——家庭医生彭医生看病拿药。崔大爷长期患有糖尿病，以前到大医院去看，每次换一个大夫，由于对他的病情变化不了解，血糖控制得一直不理想。三年前，崔大爷和F医院签了约，从此有了自己的家庭医生。"每次来，我的病情变化彭大夫都了解，用药也很准确，一年多了，我的血糖由以前的20多稳定到了7，几乎和正常人一样了。"医患间这种固定服务给崔大爷这样的慢病患者带来了很大的益处。

F医院"智慧家医"模式的重要依托就是在居民内可以普及的手机App、微信推送等，家庭医生通过手机App，可以随时随地了解签约病人的身体情况。对于慢性病患者，则可以通过App了解自己的用药须知，并通过App与签约医生联系。互联网技术实际为家庭医生的服务进行了有益补充，既在时空上填补了家庭医生的空缺，又减少了医生和病人之间的信息不对称，促进了医生和病人之间建立相互信任的关系。

2. 协同制度建设能力

F医院与社区卫生服务中心合作建立了双向转诊云平台，吴主任和他的团队面临着基本医疗服务的成本问题。中心的医生人数是有限的，而且一个医生的培养成本也是很高的，基本医疗服务与健康管理涉及的范围又非常广。

以社区内长期卧床病人的护理为例，他需要定期清洗、掌握合适的摆放体位以防褥疮，这些可以教会家庭保健员，并不需要医生，也不可能让医生亲自去护理。（北京市社区卫生服务中心负责人A32-005）

F医院于2007年建立了"片儿医"模式，实现分片服务、分级服务、分类服务。2014年建立了全科诊疗服务新模式，实现预约就诊，定向分诊，统一诊前服务。

2016年，F医院提出了一个"社会协同服务"的概念，以实现资源优化配置和医生工作效率与效益的最大化，包括医护协同、医医协同、医社协同。医护协同是指护士与医生的协同；医医协同则是全科家庭医生与专科医生之间的协同服务；医社协同就是整合各种社会资源，包括招募家庭保健员、社会志愿者等方式，优化各类资源配置，提供综合的服务。

2018年，F医院提出了"智慧家医"丰台模式，提高服务水平（如图4-4所示）。医护协同是指社区护士借助健康小屋平台，协助签约医生做好诊前服务，门诊及诊后健康管理，包括健康监测、信息采集更新、健康评估、健康教育个性化指导等。医医协同实现了全科与专科的整合，为精准转诊打开通路。居民与基层全科医生签约，一般健康问题由签约医师协助解决，如遇疑难病、危重病等情况，则可通过院内首席家庭医生、院内专科医生、院外医联体专家进行联合诊疗，实现"全科+专科"的医疗资源共享与协同。以整合思维建立家庭医生工作室，引入首席家庭医生理念，设置高血压、糖尿病等专病首席全科医生岗位，作为疑难病症的会诊指导专家，协助其他全科医生完善诊疗服务，增强社区卫生服务机构

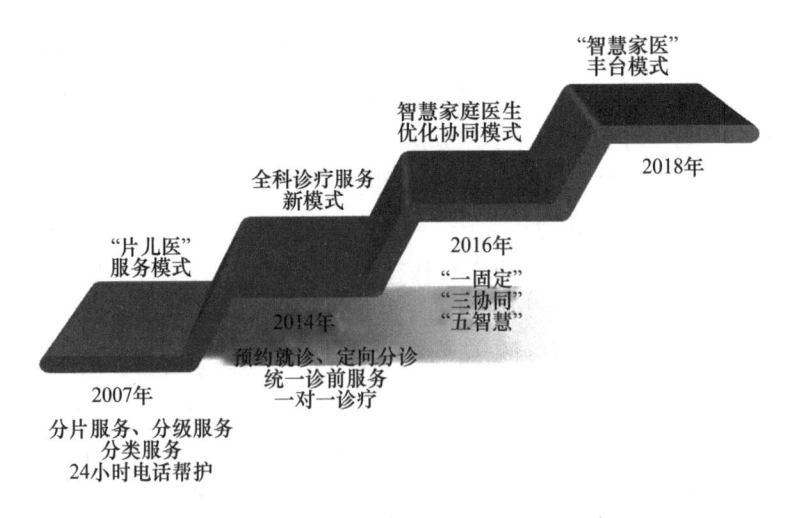

图4-4 "智慧家医"的协同模式制度演进

资料来源：F社区卫生服务中心医院。

的吸引力。医社协同则是整合各种社会资源，包括招募家庭保健员与居民委员会、专业护理机构、民联、残联等组织部门合作，优化各类资源配置，向居民提供综合的服务，如健康教育、上门助老等。

F医院从以家庭医生作为基层医疗服务模式的主体开始，从引进、初步实施家庭医生签约模式、推广到完成，每一步都有相应的政策实施与配合。F医院的医护合作、医医协同、医社协同模式，提高了人力资源配置的效率，让家庭医生、护士各司其职，权责明确。通过制度规范和激励制度设计，使得医生"有所为，有所不为"，在对签约病人负责的同时，边界明确，避免医疗人员与护士重复工作、职责重叠，最终导致医生问诊精力不足、出现医疗资源被摊薄的问题（谢明均等，2011）。

中心本身的医生不论职称高低都是按普通医生医事服务费去收的。因为我们是社区卫生室签约服务，是一个长期的管理关系，所以如果签到主任医师，病人的费用就会很高……丰台区都是这样做的，也是为了便于推行签约。因为社区的职能和三级医院本身就是不太一样，是吧？连续管理就要做签约，签约之后形成固定关系了，然后固定看病和管健康。（北京市社区卫生服务中心某副主任A01-023）。

从居民的慢病管理效果、就医的便捷性、转诊的准确性、医患关系满意度等多个方面来看，F医院的智慧家医都有不错的实际效果，得到了居民的好评。长期以来，病患就医都遵从着"熟人定律"，这种现状既是我国"熟人社会"在医疗领域的一种映射，也是由医疗服务领域特有的高度专业性、显著信息不对称等问题共同造成的。从访谈结果来看，家庭医生是对"熟人模式"的利用，通过制度设计的方式，规避传统意义上的"熟人勾结"或者侵害病患的利益，强化通过"熟人"介绍、"熟人"之间的信息分享等形成的医患互信关系，并将其进行进一步的推广和应用。在"熟人模式"下，家庭医生与签约病患之间的联系通过一次次的面对面问诊行为得到强化，双方形成基于服务关系的互信。家庭医生在转诊阶段，主要依赖于自己的社会关系网，为自己的病患介绍符合实际情况的好医生。在制度约束下，医患之间的"熟人模式"朝着良性互动、正向强化的方向不断发展，并给分级诊疗的深入实施创造了必要的条件。

全科医学的核心理念就是连续性，只有连续诊疗才能产生信任的医患关系，只有你的病人像朋友那样信任你，你才真正塑造了守门人的角色。

基层医疗应该像便利店一样，病人能找到的医疗资源就在身边，十几分钟就到达社区医院，家庭医生与患者之间就像朋友拉家常那样完成问诊过程，这是一种和谐、良性的医患模式。（北京市社区卫生服务中心某主任A09-002）

药品阳光采购中社区卫生服务机构与二、三级医院药品目录对接的改革，被基层医务人员认为是"解决了社区原来一个非常大的问题"。药品目录的对接大大提高了患者在基层就诊获得相关药品的方便程度。同时，基层处方点评和服务能力也带来了一些新的挑战，这点在建立新机制中进行探讨。根据医务人员反映，总体上药价出现了明显的下降，但有些医院在药品阳光采购以来，原先习惯用的药采购不到。医务人员普遍表示，药占比政策限制了处方阳光采购和目录对接带来的药品可及性改善。

105种药基层都得配备，不是说药房里随时都能有，毕竟有些用量是比较少的。但是所有机构至少跟配送机构签好了协议。药可以不存，但是如果要用的话，今天就可以送到，有这样一个登记配送机制。（北京市卫健委发展改革处A04-101）

3. 公共组织绩效

经过十多年的探索与创新，F社区卫生服务中心从"片儿医"到"全科家庭医生服务"再到"智慧家庭医生优化协同模式"，今天的"智慧家医"模式得以发展成为受到城区居民认可的城区基层医疗模式。很多医疗行为可以通过手机来实现，例如可穿戴设备监测血压、血糖，病人完全可以在家自行完成，还可设置提醒、报警功能，通过网络将数据传输至家庭医生一端，家庭医生可及时进行健康干预，居家医疗就得以实现。人工智能的飞速发展与大数据集成的联合，可以把疾病临床路径、诊疗指南等纳入知识系统库，形成人工智能医疗小助手，帮助家庭医生的疾病诊治与用药开方。这就可以实现互联网助力下的智慧医疗设想。

改革使得患者流向发生变化，患者更多流向基层，就医结构更加合理，一定程度提升卫生体系配置效率和技术效率；同时改革的分流，使得三级医院和社区卫生服务中心（站）的技术效率明显提升。

我们了解一部分社区因为医事服务费的调整和一些政策的引导，到社区来比较方便。（北京市卫健委社区卫生管理中心某副主任A04-023）

这次通过经济手段调整医疗服务的结构，效率提升比较明显。还有医

疗医药费的增幅也是在下降。(北京市卫健委发展规划处 A04 - 085)

不直接相关，但是都是相关的。我觉得医疗方面的很多决策其实都是互相关联的，但是没有改革举措，可能医联体也会进一步整合，但是因为改革我们会加速。比如说改革完了造成门急诊量的变化以后，提升基层能力就迫在眉睫，就必须加快速度，所以它是会有影响的，互相之间会有影响的。(北京市卫健委社管中心改革一年后的访谈 A21 - 032)

通过上述分析可以看出，F 医院的协同技术资源能力、协同制度建设能力比较高，对应的公共组织绩效较高。F 医院与 A 医院、B 医院、C 医院协同治理能力与公共组织绩效的比较如表 4 - 9 所示。

表 4 - 9　F 医院和 A、B、C 医院协同治理能力与公共组织绩效的比较

组织	协同目标战略能力	协同技术资源能力	协同制度建设能力	协同文化建设能力	公共组织绩效
A	高	/	高	/	高
B	/	高	/	高	高
C	/	高	高	/	高
F	/	高	高	/	高

第六节　本章小结

本章首先选择医药分开政策时期和医耗联动政策时期的案例进行深入地纵向剖析，试图揭示协同治理能力对公共组织绩效的影响机制，通过与最相似案例的对比来加强因果推断，论证协同治理能力对公共组织绩效存在影响。其次采取了横向比较案例研究和过程追踪的方法，研究协同治理能力对公共组织绩效的影响机制（如表 4 - 10 所示）。通过对四个组织协同能力的分析进一步揭示出因果机制，回答协同治理能力对公共组织绩效影响的问题。另外选取 E 医院和 F 医院理论框架进行稳健性检验，一个理论框架如果能以相同的逻辑去解释越多的因变量，这个理论框架的解释力也越强。接下来将通过进一步的理论回顾对案例研究得出的初步框架理论化，形成协同治理能力对公共组织绩效的研究框架和研究假设。

表 4-10　　　　　　协同治理能力与公共组织绩效的比较

组织	协同目标战略能力	协同技术资源能力	协同制度建设能力	协同文化建设能力	公共组织绩效
A	高	/	高	/	高
B	/	高	/	高	高
C	/	高	高	/	高
D	高	/	/	高	高
E	高	/	/	高	高
F	/	高	高	/	高

第五章

协同治理能力对公共组织绩效的理论模型

The organization needs to empower its members to build a sense of trust based on the contract to build the symbiotic value of the organization.
——弗朗西斯·福山（Francis Fukuyama）
《信任：社会美德与创造》

本章结合第三章和第四章的质性研究，通过进一步的理论回顾对案例研究得出的初步框架理论化，形成协同治理能力对公共组织绩效的研究框架和研究假设。在构建理论框架时，本书的自变量包括协同目标战略能力、协同技术资源能力，中介变量包括协同制度建设能力、协同文化建设能力，因变量为公共组织绩效，并根据研究框架提出研究假设。

第一节 理论框架概述

一 自变量：协同目标战略能力、协同技术资源能力

理论框架中的自变量包括协同目标战略能力和协同技术资源能力。在协同目标战略能力中，研究设计了9个反映型测量指标，从三个维度（协同愿景构建能力、协同目标耦合能力、协同战略耦合能力）来描述各项测量指标（如表5-1所示）。在协同技术资源能力中，同样研究设计了9个反映型测量指标，从三个维度（协同技术发展能力、协同创造变革能力、协同资源整合能力）描述各项测量指标（如表5-2所示）。

表 5-1　　　　　　　　　协同目标战略能力测量指标

测量维度	测量指标
协同愿景构建能力	区域跨组织协作中有一个描绘未来的共同愿景
	组织在医联体中描绘的愿景有雄心，且符合实际
	组织的愿景是员工努力工作的源泉
协同目标耦合能力	区域跨组织协作中有较强的协同目标耦合能力
	组织在医联体中有较强的协同目标耦合能力
	组织内部部门间有较强的协同目标耦合能力
协同战略耦合能力	区域跨组织协作中对战略的理解有广泛的一致性
	组织在医联体中战略定位比较明确
	组织具有清晰的使命，指导员工的工作方向

表 5-2　　　　　　　　　协同技术资源能力测量指标

测量维度	测量指标
协同技术发展能力	区域跨组织协作促进技术发展
	医联体协作促进技术发展
	组织内部部门间促进技术发展
协同创造变革能力	区域跨组织协作创新工作
	医联体间能较好落实创新优质服务要求
	组织鼓励并奖励承担风险、勇于创新的员工
协同资源整合能力	区域跨组织协作促进资源整合
	医联体协作促进资源整合
	组织内部部门间积极促进资源整合

二　中介变量：协同制度建设能力、协同文化建设能力

福山在《信任：社会美德与创造》（Trust: The Social Virtues and the Creation of Prosperity）中提出"造出合适的组织形式需要人们的相互信任"。理论框架中的中介变量包括协同制度建设能力和协同文化建设能力。在协同制度建设能力中，研究设计了9个反映型测量指标，从三个维度（协同任务执行能力、协同制度评价能力、协同风险管理能力）来描述各项测量指标（如表5-3所示）。在协同文化建设能力中，同样研究设计了9个反映型测量指标，从三个维度（核心价值观耦合能力、协同团队合作能力、协同组织学习能力）描述各项测量指标（如表5-4所示）。

表5-3　　　　　　　　协同制度建设能力测量指标

测量维度	测量指标
协同任务执行能力	组织具有较强特定关系任务执行能力
	组织具有较强跨关系任务执行能力
	组织信息沟通渠道顺畅
协同制度评价能力	区域跨组织协作制度建设比较完善
	医联体协作制度建设比较完善
	组织员工考核奖惩制度比较完善
协同风险管理能力	区域跨组织协作中能妥善化解风险
	医联体协作中能妥善化解风险
	组织员工能妥善化解风险

表5-4　　　　　　　　协同文化建设能力测量指标

测量维度	测量指标
核心价值观耦合能力	区域跨组织协同文化耦合能力较强
	医联体协作中协同文化耦合能力较强
	员工之间对文化的认同感较高
协同团队合作能力	区域跨组织协作中与外部利益相关者建立合作信任
	医联体协作中建立合作信任
	员工之间建立合作信任
协同组织学习能力	区域跨组织经常开展学术交流和合作
	医联体协作中经常开展学术交流和合作
	组织经常对员工进行专业培训

三　因变量：公共组织绩效

本书的因变量是公共组织绩效。在衡量医疗组织绩效时，本书中的公共组织绩效指标根据《国务院办公厅关于加强三级公立医院绩效考核工作的意见》（国办发〔2019〕4号）和《北京市医院管理中心市属医院年度绩效考核办法（试行）》等文件的要求，选取其中的二级指标进行测量

（如表5-5所示）。在医疗组织绩效测量中对医疗服务实现群众满意、强化服务、费用适宜、人员高效、节能降耗等十个方面进行考核。

表5-5　　　　　　　　　医疗组织绩效测量指标

测量维度	测量指标
公共组织绩效	医疗组织实现群众满意
	医疗组织实现强化服务
	医疗组织实现费用适宜
	医疗组织实现人员高效
	医疗组织实现节能降耗
	医疗组织实现质量安全
	医疗组织实现床位有效
	医疗组织行政管理高效
	医疗组织实现资产高效和实行成本管控
	医疗组织不断实现学科发展进步

四　本节小结

本章主要结合第三章和第四章的质性研究，通过进一步的理论回顾将案例研究得出的初步框架理论化，形成"协同治理能力如何影响公共组织绩效"的理论框架（如图5-1所示）。其中协同目标战略能力和协同技术资源能力是自变量，协同制度建设能力和协同文化建设能力是中介变量，公共组织绩效是因变量。建立了一个结合协同治理能力与公共组织绩效的通用性分析框架来解释中国医疗组织绩效的特征和机制，以期提升医疗服务机构的整体绩效和加强医院科学化管理。进一步深入探究协同治理能力与公共组织绩效之间复杂的作用机制，即协同制度建设能力、协同文化建设能力发挥的中介作用，对协同治理能力进行了横向细分进而扩展协同治理能力的研究维度，对于丰富协同治理研究、提高动态竞争环境中的公共组织绩效具有理论意义和现实意义。随后本书将以此模型为框架，提出研究假设，并予以实证检验。

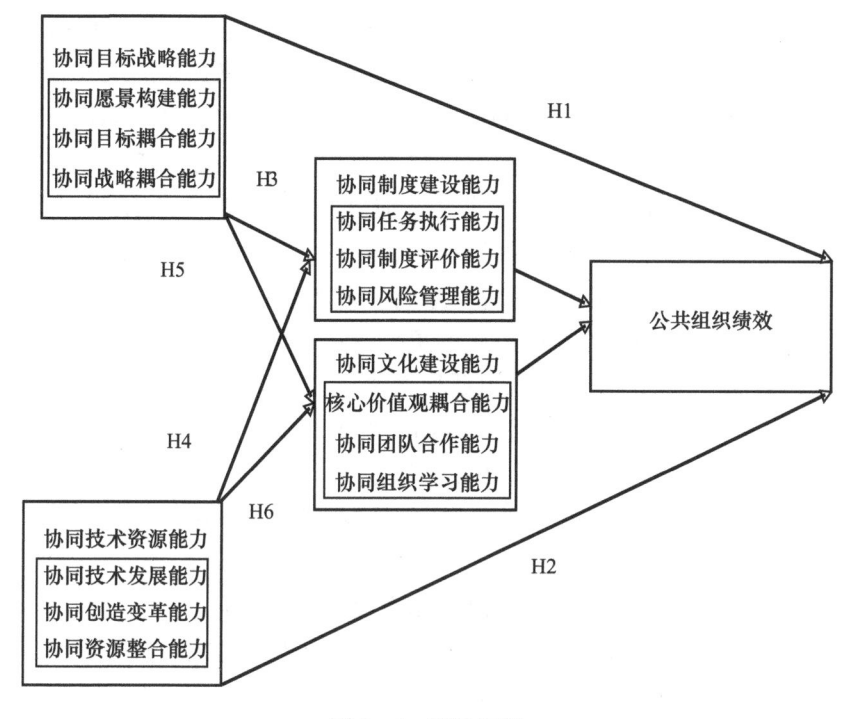

第五章　协同治理能力对公共组织绩效的理论模型　　93

图 5-1　理论框架

第二节　研究假设

一　协同目标战略能力对公共组织绩效的影响

协同愿景构建能力通常有三个层次的含义。第一，工具交易：组织之间的联系已转变为社会根深蒂固的关系（Ring，1994）。第二，创造"新价值"：伙伴关系产生使用资源的能力（Sagawa et al.，2000）。第三，自治的集体行动：解决机构供应、承诺和监督的问题（Ostrom，1990）。愿景构建能力在协同环境中主要包括两种不同方法。第一种方法强调经过深思熟虑的正式规划，仔细阐述任务的目标和目的、角色和责任。实施阶段和步骤通常被认为是成功的关键（Mattessich et al.，1997）。当强制执行协作时，使用这种方法构建愿景似乎可能性最大。第二种方法认为愿景构建能力随着时间的推移，任务、目标、角色、行动步骤更有可能出现。巴纳德（Barnard）将协作目标当作组织三要素的重要元素，在充分的沟通和交流中，组织的共同目标和协作意愿两者很好地融合，在协同目标的指导下组织成员共同完成组织任务。目标设置对工作绩效、组织承诺等具有积极的影响（Locke et al.，1991；Lindberg et al.，2011；Presslee et al.，2015）。协同战略耦合能力需要将深思熟虑的计划和应急管理结合起来，更有可能取得成功。在授权的协作中，应更加强调深思熟虑的计划（McCaskey，1974），而在非授权的协作中，则应更加强调应急计划（Mintzberg et al.，2005）。随着涉及个人、部门和组织的不断发展，涵盖由多元主体参与或受影响的主体组成的更广泛的网络（Winer et al.，1994；Vangen et al.，2005）。无论采用哪种方法，对战略耦合能力的关注对于公共组织绩效都是至关重要的（Bryson，2004）。

根据以上推断，本研究提出以下假设：

H1：协同目标战略能力与公共组织绩效之间有正相关关系。

二 协同技术资源能力对公共组织绩效的影响

组织技术发展能力能够提高生产效率和降低生产成本，这是组织技术发展能力产生竞争优势的前提（Wedman et al.，1998）。在此基础上，如果组织信息化资源在不同组织中存在显著差异，则组织信息技术能力将产生短期竞争优势；如果组织信息化资源是其他资源难以替代的，则组织信息技术能力将产生长期竞争优势（Ali et al.，2015）。组织可以利用技术开发能力来提升绩效（Kate Laskowitz，1994）。首先，技术发展能力能够增加产品差异化，利用技术发展获得更高的收入和利润（Haider et al.，2014）。其次，由于转换成本的增加，信息技术能力的提高可能是一个重要的来源（Jolly et al.，2007）。最后，信息技术能力的提高可以使组织获得稀缺资源，如信息和用户偏好，降低搜索成本（姜虹，2013；Rehman，2020）。

降低不确定性并提高组织稳定性，是减少环境资源依赖（Pfeffer et al.，1987）和降低交易成本（Williamson，1979）的根本需求。在充分利用组织资源结构性差异的基础上开展和部署资源整合，包括资源垂直整合和多元化，对组织资源进行调配以实现组织的期望行为。例如，在组织创新领域可提供体制保障鼓励创新。正如制度理论所主张的那样，寻求获取生存所需资源的组织必须通过利用适合制度环境的结构、过程和策略来建立合法性（Suchman，1995）。Provan 等（2012）发现三个必要且不同的维度至关重要。第一，协同治理能力的合法性可以吸引内部和外部的支持和资源；第二，协同治理作为内部和外部人员都可以识别的实体的合法性；第三，协同治理的合法性是一种互动，它建立了成员之间的信任以进行沟通。Sullivan 等（2006）认为：协同任务执行可能与投入、过程或结果有关，为利益相关者提供关键的绩效信息，并且利用这些信息来改善其操作，以及使用信息提高绩效的能力。创新者学习经验以达到用更低的成本获得相似的服务的目的，创新在经济利益中的分配作用能够转化为组织持续的竞争优势（Mahroum et al.，2013）。相比之下，一个墨守成规、反对变革的组织，其组织创新绩效就会相对较低（Chen et al.，2009）。如果组织的协同创新变革能力比较强，那么组织绩效会提升。

根据以上推断，本研究提出以下假设：

H2：协同技术资源能力与公共组织绩效之间有正相关关系。

三　协同制度建设能力发挥中介作用

协同任务执行是应对社会公共挑战的必要和可取的选择（WJM et al.，1998；Agranoff et al.，2003；Goldsmith et al.，2004）。对于协作而言，多个利益相关者通常会在定义结果时相互竞争。Donahue（2004）提出了三个总体标准，可用来判断组织协同任务执行的成功与否：第一，简单存在；第二，满足合作伙伴的组织要务；第三，超越可行的替代方案来创造公共价值。Scott（2000）将组织的制度层次作为重要的三个层次之一。协同合作既受到竞争压力也受到机构压力，这极大地影响了合作的形成以及长期的可持续性（Sharfman，1991）。制度背景包括组织必须遵守的规则，以获得生存所需的合法性、法律和监管要素（Knoke et al.，1993）。在制度层次上通过组织结构和目标的模仿同形设计来取得合法性。通过组织制度层次和技术层次的分离，组织实现了技术理性的保护与环境不确定性的分割。体制环境对于集中于公共政策或解决公共问题的协同作用特别重要，因为它包括跨公共管辖区的广泛关系系统（Scott et al.，1991），可以直接影响协作目的、结构和结果。

协作冲突源于以下几个方面。首先，不同的目标和期望。合作伙伴从战略和策略的不同观点，以及试图保护或扩大合作伙伴对协作工作或成果的控制权的角度出发来促成协作。其次，合作的任务也可能会影响冲突程度。例如，如果建立协作主要是为了计划系统变更而不是就如何交付达成一致提供服务时，冲突的程度可能更高（Bolland et al.，1994）。当团体试图在涉及他们的问题上达成共识，问题可能围绕召集和包容展开；当他们讨论应对问题的方向时，问题就与合作议程的形成和相关信息的共享有关。一旦实施，权力问题就围绕行使影响力、授权行动和控制资源展开（叶大凤，2015）。最后，由于其声誉、资金或规模等，当合作组织处于不同的位置时，冲突可能会加剧。实力较弱的合作伙伴需要确保他们的利益得到了考虑，协作者最好利用他们的资源使所有参与者处于更平等的地位，否则他们的参与和承诺就不能得到保证（Deborah et al.，1996）。因此，某些组织存在规则、条例和其他官方文件，在鼓励一些成员的同时也约束其他成员的组织行为，以形成组织成员行为统一的标准组织，降低风险与组织管理费用（吕孝礼等，2019；薛澜，2020）。

根据以上推断，本研究提出以下假设：

H3：协同制度建设能力在协同目标战略能力与公共组织绩效间起到中介作用。

H4：协同制度建设能力在协同技术资源能力与公共组织绩效间起到中介作用。

四　协同文化建设能力发挥中介作用

组织合作在内部和外部利益相关者之间对文化的认同感较高时，更有可能成功。丹尼森认为组织文化在组织与个人层面都与组织的运作有关，并对其绩效和长期绩效有很强的影响（Mishra，1995）。威廉·奥奇（Ouchi，1981）指出文化由组织传统风气构成，这些价值观是指导组织制定员工政策的宗旨。霍夫斯泰德（2007）认为文化是成员思考、感觉和行动的共同心理程序，是成员对组织日常活动的共同知觉。斯蒂芬·罗宾斯等（2013）认为组织文化是一个组织的成员共享的意义交换系统，它将本组织与其他组织区分开来。合作信任关系通常被描述为协作的本质，它们既是润滑剂又是胶水，促进了协作的工作，并且将协作保持在一起（Chen et al.，2010）。许多研究人员意识到，合作始于不同程度的信任，并强调建立信任是成功进行合作的持续要求（Ring et al.，1994；Vangen et al.，2005）。合作伙伴强调了共同实现"小胜利"的有效性。相反，不采取后续行动或采取单方面行动会破坏信任。沙因（1973）将组织文化视为一种更深层次的基本信念和假设，组织全体成员共享组织文化。组织学习召集人通常被认为是跨越边界的领导者（Kastan，2000），可以召集最初的利益相关者，并使其在利益相关者团体中具有合法性（Crosby et al.，2005）。如果一个组织的制度有利于知识扩散，员工的绩效就相对较高（杰里·W. 吉雷等，2005；陈国权等，2009；岳鹄等，2018）。

根据以上推断，本研究提出以下假设：

H5：协同文化建设能力在协同目标战略能力与公共组织绩效间起到中介作用。

H6：协同文化建设能力在协同技术资源能力与公共组织绩效间起到中介作用。

第三节　本章小结

本章通过进一步理论回顾将案例研究得出的初步框架理论化，形成协同治理能力对公共组织绩效的研究框架和研究假设。在构建理论框架时，本书的自变量包括协同目标战略能力、协同技术资源能力，中介变量包括协同制度建设能力、协同文化建设能力，因变量为公共组织绩效，并根据研究框架提出六个研究假设，分别为协同目标战略能力与公共组织绩效之间有正相关关系，协同技术资源能力与公共组织绩效之间有正相关关系，协同制度建设能力在协同目标战略能力与公共组织绩效间起到中介作用，协同制度建设能力在协同技术资源能力与公共组织绩效间起到中介作用，协同文化建设能力在协同目标战略能力与公共组织绩效间起到中介作用，协同文化建设能力在协同技术资源能力与公共组织绩效间起到中介作用。综合以上分析，现将本书的假设汇总，如表 5-6 所示。

表 5-6　　　　　　　　　　研究假设汇总

序号	假设内容
H1	协同目标战略能力与公共组织绩效之间有正相关关系
H2	协同技术资源能力与公共组织绩效之间有正相关关系
H3	协同制度建设能力在协同目标战略能力与公共组织绩效间起到中介作用
H4	协同制度建设能力在协同技术资源能力与公共组织绩效间起到中介作用
H5	协同文化建设能力在协同目标战略能力与公共组织绩效间起到中介作用
H6	协同文化建设能力在协同技术资源能力与公共组织绩效间起到中介作用

第六章

协同治理能力对公共组织绩效的影响因素研究

In the knowledge economy, synergy means accomplishing tasks and creating organizational value.

——艾米·C. 埃德蒙森（Amy C. Edmondson）
《协同：在知识经济中组织如何学习、创新与竞争》

本章采用 Amos 24.0 结构方程模型对 22 家公共部门的 2640 名员工进行计量实证研究，分析协同治理能力对公共组织绩效的影响因素。包括描述统计和变量间相关分析、信度分析、效度分析、共同方法偏差检验、协同目标战略能力与公共组织绩效的主效应检验，协同技术资源能力与公共组织绩效的主效应检验，以及协同制度建设能力、协同文化建设能力作为中介条件的中介效应检验等过程。

第一节　研究设计

一　研究对象及程序

本章以医疗组织中的医务人员为研究对象，以协同目标战略能力和协同技术资源能力为自变量，同时引入协同制度建设能力和协同文化建设能力作为中介变量，以期探讨中国医疗组织中协同治理能力与公共组织绩效之间的相互关系以及具体的作用机理。在明确了研究主题以及研究对象之后，确定了研究开展的具体程序。

第一步，设计问卷。本书基于扎根理论研究以及结合国内外已有学者的研究成果设计自变量和中介变量。因变量根据《国务院办公厅关于加强三级公立医院绩效考核工作的意见》（国办发〔2019〕4号）和《北京市医院管理中心市属医院年度绩效考核办法（试行）》等文件的要求，选取其中的二级指标进行测量，从而在一定程度上可以保证调查问卷的信度和效度。

第二步，预测试。在建立了调查问卷之后，在正式调查之前先进行小范围的预测试。通过预测试来了解问卷的题项设置是否合理、提法是否恰当等，从而能够更加准确客观地了解调查对象对协同治理能力、公共组织绩效等变量的主观感知情况。

第三步，正式测试。通过预测试，对问卷进行了优化与再设计。随后将纸质问卷与问卷星网络问卷等填答方式相结合，对北京市东城区、西城区、朝阳区、石景山区、海淀区、通州区、昌平区、丰台区等医院的医务人员展开了问卷调查。

第四步，数据录入及处理。在获取问卷调查数据后，对数据进行录入和处理。去除随意填答的问卷（如填答时间较短、题项选择重复过多、问卷重复率高等）、填写未完成的问卷，以及问卷的缺失值处理等，为数据分析和验证假设奠定基础。

第五步，数据分析。在对数据进行处理之后，运用Excel、SPSS 24.0、Amos 24.0等数据统计分析软件，验证研究假设是否成立，探讨协同治理能力与公共组织绩效之间的相互关系及作用机制。

第六步，得出结论。运用结构方程模型的计算，得出研究结论，并为提出管理启示和政策建议提供参考依据。

二 变量界定与测量

自变量包括协同目标战略能力和协同技术资源能力。在协同目标战略能力中，从三个维度（协同愿景构建能力、协同目标耦合能力、协同战略耦合能力）来描述各项测量指标。在协同技术资源能力中，从三个维度（协同技术发展能力、协同创造变革能力、协同资源整合能力）描述各项测量指标。例题如："区域跨组织协作中有一个描绘未来的共同愿景""区域跨组织协作促进技术发展"。采用里克特量表5点评分，1代表"非常不同意"，3代表"不确定"，5代表"非常同意"。

中介变量包括协同制度建设能力和协同文化建设能力。在协同制度建设能力中，从三个维度（协同任务执行能力、协同制度评价能力、协同风险管理能力）来描述各项测量指标。在协同文化建设能力中，从三个维度（核心价值观耦合能力、协同团队合作能力、协同组织学习能力）来描述各项测量指标。例题如："组织具有较强特定关系任务执行能力""区域跨组织协同文化耦合能力较高"。采用李克特量表5点评分，1代表"非常不同意"，3代表"不确定"，5代表"非常同意"。

因变量根据《国务院办公厅关于加强三级公立医院绩效考核工作的意见》（国办发〔2019〕4号）和《北京市医院管理中心市属医院年度绩效考核办法（试行）》等文件的要求，选取其中的二级指标进行测量。例题如："医疗组织实现强化服务""医疗组织实现费用适宜"。采用李克特量表5点评分，1代表"非常不同意"，3代表"不确定"，5代表"非常同意"。

除了确定协同治理目标战略能力、协同技术资源能力、协同制度建设能力、协同文化建设能力、公共组织绩效等研究模型中涉及的变量测量工具，本书还将一些人口统计学变量纳入问卷当中，一方面可以进一步探讨人口统计学变量是否会影响公共组织绩效；另一方面在分析协同治理能力对公共组织绩效的作用机制时，可以将这些人口统计学变量作为控制变量来进行处理，从而使研究假设的结论更为稳健。本书涉及人口统计学变量包括：性别、年龄、工作年限、学历、职称、聘用形式等。综上所述，本书的测量问卷总体上包括两个部分：一是协同目标战略能力、协同技术资源能力、协同制度建设能力、协同文化建设能力、公共组织绩效等研究模型中的主要变量；二是性别、年龄、工作年限、学历、职称、聘用形式等人口统计学特征。调查问卷的具体内容详见附录B。

三 分析技术

本书使用SPSS 24.0和Amos 24.0对调查数据进行分析。通过这些分析技术的运用可以了解样本分布在相关变量上的表现情况、变量测量的信效度情况，以及研究假设的验证情况等。结构方程模型通常涉及五个基本步骤：模型规范→模型识别→模型估计→模型评估→模型修改。本书将采用Amos结构方程模型对22家公共部门的2640名员工进行计量，实证研究协同治理能力对公共组织绩效的影响。

四 调查实施

本书选取北京市医疗组织的医务人员作为案例进行研究。首先，本书的初步量表是在扎根理论研究和文献综述的基础上制定的，并要求专家对词汇方面进行修订，以确保量表内容的有效性。然后对量表进行前期研究，根据反馈修改问卷，完成问卷的最终版本。最终统计分析的样本中不包括这部分研究样本。最后开展大规模调研，共面向医务人员发放调查问卷2640份，回收有效问卷共计2200份，有效问卷回收占比为83.3%。调查基本情况如表6-1所示。

表6-1　　　　　　　　　调查基本情况

分类指标	选项设置	医师	护士	医技、科研	行政管理	后勤保障	总计	有效百分比
性别	男	276	35	128	61	75	575	26.14%
	女	479	686	235	159	66	1625	73.86%
学历	研究生	593	8	105	87	1	794	36.09%
	本科	156	433	168	112	68	937	42.59%
	大专	6	269	84	21	35	415	18.86%
	高中及以下	0	11	6	0	37	54	2.45%
职称	正高级职称	141	1	15	21	12	190	8.64%
	副高级职称	170	14	30	29	1	244	11.09%
	中级职称	240	225	147	94	30	736	33.45%
	初级职称	186	447	147	56	48	884	40.18%
	未定级	18	34	24	20	50	146	6.64%
在该医院工作的年限	1—5年	247	181	105	43	29	605	27.50%
	6—15年	303	301	138	97	51	890	40.45%
	16—25年	127	117	53	26	25	348	15.82%
	26—35年	75	120	62	47	24	328	14.91%
	36年及以上	3	2	5	7	12	29	1.32%

续表

分类指标	选项设置	医师	护士	医技、科研	行政管理	后勤保障	总计	有效百分比
年龄	25岁及以下	4	98	24	2	4	132	6.00%
	26—35岁	270	346	161	80	54	911	41.41%
	36—45岁	286	151	89	67	31	624	28.36%
	46—55岁	170	123	80	59	35	467	21.23%
	56岁及以上	25	3	9	12	17	66	3.00%
聘用形式	正式在编职工	724	475	280	201	87	1767	80.32%
	劳动合同聘用	25	234	81	19	51	410	18.64%
	其他	6	12	2	0	3	23	1.05%

第二节 描述统计和变量间相关分析

研究变量的描述性统计如表6-2所示。本书采用SPSS 24.0分析了各变量之间的相关性，其结果如表6-3所示。

表6-2　　　　　　　　　变量描述统计

	均值	标准差	方差	偏度		峰度	
	统计量	统计量	统计量	统计量	标准误	统计量	标准误
协同愿景构建能力	4.4976	0.54965	0.302	-1.155	0.052	1.193	0.104
协同目标耦合能力	4.4009	0.60866	0.370	-1.113	0.052	1.175	0.104
协同战略耦合能力	4.4406	0.58227	0.339	-1.176	0.052	1.322	0.104
协同技术发展能力	4.2477	0.70622	0.499	-0.947	0.052	0.508	0.104
协同创造变革能力	4.2797	0.65239	0.426	-0.953	0.052	0.684	0.104
协同资源整合能力	4.3512	0.65683	0.431	-1.172	0.052	1.229	0.104
协同任务执行能力	4.4216	0.58319	0.340	-1.069	0.052	1.031	0.104
协同制度评价能力	4.2927	0.79833	0.637	-1.150	0.052	0.982	0.104
协同风险管理能力	4.4089	0.57436	0.330	-1.074	0.052	1.051	0.104
核心价值观耦合能力	4.2859	0.68163	0.465	-1.019	0.052	0.830	0.104
协同团队合作能力	4.4608	0.54903	0.301	-1.240	0.052	2.034	0.104
协同组织学习能力	4.3513	0.62349	0.389	-1.005	0.052	0.824	0.104
公共组织绩效	4.4295	0.51561	0.266	-0.927	0.052	0.572	0.104

第六章 协同治理能力对公共组织绩效的影响因素研究

表6-3 变量的相关系数（n=2200）

变量	AGE	TIME	SEX	EDU	POSITION	TITLE	WORK	VAR1	VAR2	VAR3	VAR4	VAR5	VAR6	VAR7	VAR8	VAR9	VAR10	VAR11	VAR12	VAR13
AGE																				
TIME	0.844**																			
SEX	-0.142**	-0.025																		
EDU	-0.261**	-0.60**																		
POSITION	0.040	0.139**	-0.065**	-0.394**																
TITLE	0.634**	0.420**	-0.162**	0.341**	-0.245**															
WORK	-0.382**	-0.321**	0.049*	-0.298**	0.140**	-0.352**														
VAR1	-0.005	-0.007	-0.024	0.009	-0.001	-0.039	-0.002													
VAR2	-0.028	-0.032	-0.013	0.008	0.016	-0.040	0.030	0.534**												
VAR3	-0.072**	-0.054**	0.031	-0.006	0.022	-0.088**	0.030	0.636**	0.610**											
VAR4	-0.018	-0.032	-0.022	0.043*	-0.022	-0.003	-0.005	0.586**	0.666**	0.445**										
VAR5	-0.025	-0.028	-0.028	0.035	0.021	-0.041	-0.006	0.511**	0.819**	0.595**	0.644**									
VAR6	0.011	-0.019	-0.050*	0.030	0.013	-0.001	0.012	0.576**	0.689**	0.436**	0.824**	0.628**								
VAR7	0.007	-0.009	-0.002	0.014	-0.001	-0.007	0.000	0.565**	0.702**	0.462**	0.761**	0.673**	0.736**							
VAR8	-0.077**	-0.061**	0.026	-0.003	0.053*	-0.083**	0.028	0.299**	0.688**	0.504**	0.370**	0.729**	0.348**	0.491**						
VAR9	-0.013	-0.040	-0.028	0.055**	0.002	-0.016	0.017	0.522**	0.622**	0.432**	0.723**	0.618**	0.752**	0.812**	0.435**					
VAR10	-0.042	-0.036	-0.005	-0.001	0.032	-0.056**	0.041	0.465**	0.801**	0.596**	0.69**	0.797**	0.625**	0.672**	0.689**	0.624**				
VAR11	-0.060**	-0.030	0.024	-0.033	0.069**	-0.100**	0.052*	0.435**	0.79**	0.586**	0.552**	0.740**	0.537**	0.601**	0.680**	0.535**	0.796**			
VAR12	-0.082**	-0.077**	0.025	0.025	-0.023	-0.068**	0.034	0.485**	0.820**	0.615**	0.68**	0.811**	0.619**	0.656**	0.688**	0.607**	0.804**	0.779**		
VAR13	-0.021	-0.035	-0.000	0.025	0.001	-0.036	0.018	0.636**	0.898**	0.619**	0.811**	0.866**	0.805**	0.851**	0.605**	0.794**	0.811**	0.747**	0.819**	

注：①AGE 表示年龄，TIME 表示医院工作年限，SEX 表示性别，EDU 表示学历，POSITION 表示岗位，TITLE 表示职称，WORK 表示聘用形式，VAR1 表示协同目标耦合能力，VAR3 表示协同战略耦合能力，VAR4 表示协同技术发展能力，VAR5 表示协同创造变革能力，VAR6 表示协同资源整合能力，VAR7 表示协同任务执行能力，VAR8 表示协同制度评价能力，VAR9 表示协同风险管理能力，VAR10 表示核心价值观耦合能力，VAR11 表示协同团队合作能力，VAR12 表示协同组织学习能力，VAR13 表示公共组织绩效。

②* 表示 $p<0.05$，** 表示 $p<0.01$。

由表 6-3 可知，医疗组织中协同愿景构建能力与公共组织绩效相关系数为 0.636**，在 $p<0.01$ 的水平上显著。协同目标耦合能力与公共组织绩效相关系数为 0.898**，在 $p<0.01$ 的水平上显著。协同战略耦合能力与公共组织绩效相关系数为 0.619**，在 $p<0.01$ 的水平上显著。协同技术发展能力与公共组织绩效相关系数为 0.811**，在 $p<0.01$ 的水平上显著。协同创造变革能力与公共组织绩效相关系数为 0.866**，在 $p<0.01$ 的水平上显著。协同资源整合能力与公共组织绩效相关系数 0.805**，在 $p<0.01$ 的水平上显著。协同任务执行能力与公共组织绩效相关系数 0.851**，在 $p<0.01$ 的水平上显著。协同制度评价能力与公共组织绩效相关系数 0.605**，在 $p<0.01$ 的水平上显著。协同风险管理能力与公共组织绩效相关系数 0.794**，在 $p<0.01$ 的水平上显著。核心价值观耦合能力与公共组织绩效相关系数 0.811**，在 $p<0.01$ 的水平上显著。协同团队合作能力与公共组织绩效相关系数 0.747**，在 $p<0.01$ 的水平上显著。协同组织学习能力与公共组织绩效相关系数 0.819**，在 $p<0.01$ 的水平上显著。经过相关分析，可以初步了解各变量之间的相互关系，为下一步的假设检验奠定基础。

第三节 信效度检验

一 信度分析

本书测量量表的信度使用内部一致性的 Cronbach's 系数。关于 α 系数的判定规则，吴明隆（2010）拟定了一个判断标准，如表 6-4 所示。

表 6-4　　　　　　　　Cronbach's α 系数判定规则

Cronbach's α	层面或构念	量表
<0.50	不理想，舍弃不用	非常不理想，舍弃不用
0.5—0.6	可以接受，增列题项或修改语句	不理想，重新编制或修订
0.60—0.70	尚佳	勉强接受，最好增列题项或修改语句
0.70—0.80	佳（信度高）	可以接受
0.80—0.90	理想（甚佳，信度很高）	佳（信度高）
>0.90	非常理想（信度非常好）	非常理想（甚佳，信度很高）

本书各变量的Cronbach's α系数如表6-5所示。其中,协同目标战略能力的Cronbach's α系数为0.849,协同技术资源能力的Cronbach's α系数为0.826,协同制度建设能力的Cronbach's α系数为0.830,协同文化建设能力的Cronbach's α系数为0.841,公共组织绩效的Cronbach's α系数为0.845,其余所有研究变量的Cronbach's α系数都达到了0.8以上,显示出较好的信度水平,可以满足研究需要。

表6-5　　　　　　　　　　信度系数

变量	α系数	项目数	样本量
协同目标战略能力	0.849	9	2200
协同技术资源能力	0.826	9	2200
协同制度建设能力	0.830	9	2200
协同文化建设能力	0.841	9	2200
公共组织绩效	0.845	10	2200

二　效度分析

在提高本书的内容效度方面,主要做了以下工作:一是运用扎根理论,对问卷题项进行了反复修改;二是征求了公共管理领域的专家、老师以及公务员群体和医务人员群体的意见;三是在正式调查前进行了预调研,从而可以更好地结合公共组织实际,更准确客观地测量调查样本对相关变量的感知情况。关于结构效度,通过检验测量工具的数据结构与预期结构是否一致来进行判断。通过表6-6可以判断出变量的聚敛效度较好。

表6-6　　　　　　　　　　变量聚敛效度检验

研究变量	观测变量	因子载荷系数	组合信度	平均方差萃取量
协同目标战略能力	协同愿景构建能力	0.667	0.803	0.581
	协同目标耦合能力	0.902		
	协同战略耦合能力	0.695		
协同技术资源能力	协同技术发展能力	0.815	0.834	0.698
	协同创造变革能力	0.888		
	协同资源整合能力	0.800		

续表

研究变量	观测变量	因子载荷系数	组合信度	平均方差萃取量
协同制度建设能力	协同任务执行能力	0.844	0.826	0.613
	协同制度评价能力	0.704		
	协同风险管理能力	0.795		
协同文化建设能力	核心价值观耦合能力	0.877	0.896	0.741
	协同团队合作能力	0.824		
	协同组织学习能力	0.881		
公共组织绩效	公共组织绩效	/	/	0.931

三 共同方法偏差的检验或控制

为了减少共同方法偏差对研究结果造成的影响，本书主要采用以下手段进行控制。首先，在问卷发放方面，问卷是匿名填写的，调查结果是保密的，这有助于消除受访者的心理担忧，提高问卷的真实性。其次，在问卷设计方面，淡化了测量变量与题项之间的相关性，从而减少测量变量对调查对象填答问卷的引导，尽可能地反映出调查对象的真实想法。

虽然在问卷设计与发放阶段注重采取一些措施来减少共同方法偏差，但是共同方法偏差的存在还是难以避免，因此采用赫尔曼单因子进行检验。将本书涉及的协同目标战略能力、协同技术资源能力、协同制度建设能力、协同文化建设能力、公共组织绩效等变量进行探索性分析，有4个公因子析出。未经旋转的第一个因子解释了36.17%的变异，并未超过40%（Podsakoff et al., 2003），说明共同方法偏差问题并不严重。

第四节 主效应检验

一 协同目标战略能力与公共组织绩效

建立协同目标战略能力与公共组织绩效的作用模型，通过 Amos 24.0，可以得出结构方程模型的各项拟合度指标。其中，GFI = 0.914，NFI = 0.923，IFI = 0.924，CFI = 0.924，均大于0.9，说明模型的拟合效果比较好。

协同目标战略能力对公共组织绩效的作用模型如图6-1所示。协同目标战略能力对公共组织绩效的标准化路径系数为0.50，p值为0.000，在 0.001 的水平上显著，说明协同目标战略能力与公共组织绩效呈正相关，假设 H1 得到验证。

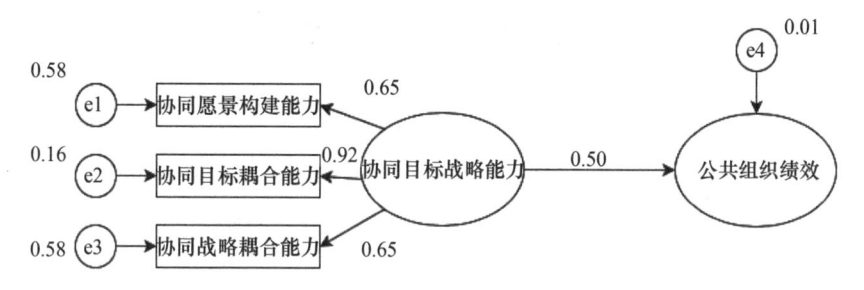

图 6-1 协同目标战略能力与公共组织绩效的作用模型

二 协同技术资源能力与公共组织绩效

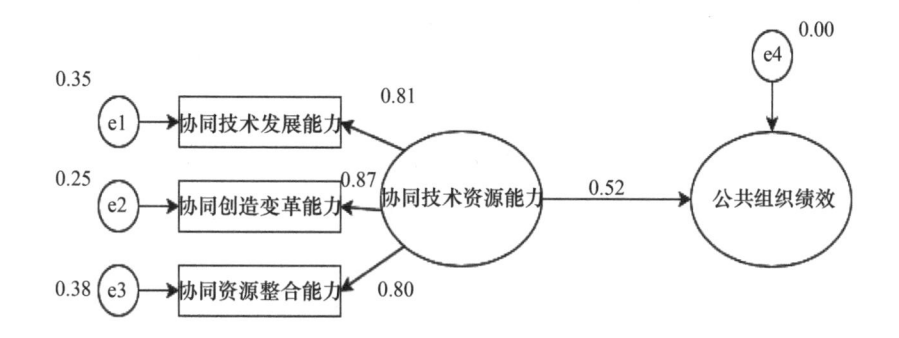

建立协同技术资源能力与公共组织绩效的作用模型，通过 Amos 24.0，可以得出结构方程模型的各项拟合度指标。其中，GFI = 0.859，NFI = 0.911，IFI = 0.911，CFI = 0.911，均接近 0.9，说明模型的拟合效果比较好。

图 6-2 协同技术资源能力与公共组织绩效的作用模型

协同技术资源能力对公共组织绩效的作用模型如图 6-2 所示。协同技术资源能力对公共组织绩效的标准化路径系数为 0.52，p 值为 0.000，在 0.001 的水平上显著，说明协同技术资源能力与公共组织绩效呈正相关，假设 H2 得到验证。

第五节 中介效应检验

在验证协同目标战略能力和协同技术资源能力对公共组织绩效的主效应后,本研究继续采用 Amos 24.0 检验协同制度建设能力在协同目标战略能力与公共组织绩效之间的中介作用、在协同技术资源能力与公共组织绩效之间的中介作用,检验协同文化建设能力在协同目标战略能力与公共组织绩效之间的中介作用、在协同技术资源能力与公共组织绩效之间的中介作用。

一 协同制度建设能力在协同目标战略能力与公共组织绩效中的中介作用

建立协同制度建设能力在协同目标战略能力与公共组织绩效之间的中介作用模型,通过运行 Amos 24.0,可以得出结构方程模型的各项拟合度指标。GFI = 0.854,NFI = 0.895,IFI = 0.896,CFI = 0.895,均接近 0.9,表明各指标的拟合效果较好。协同制度建设能力在协同目标战略能力与公共组织绩效之间的中介作用模型如图 6-3 所示。

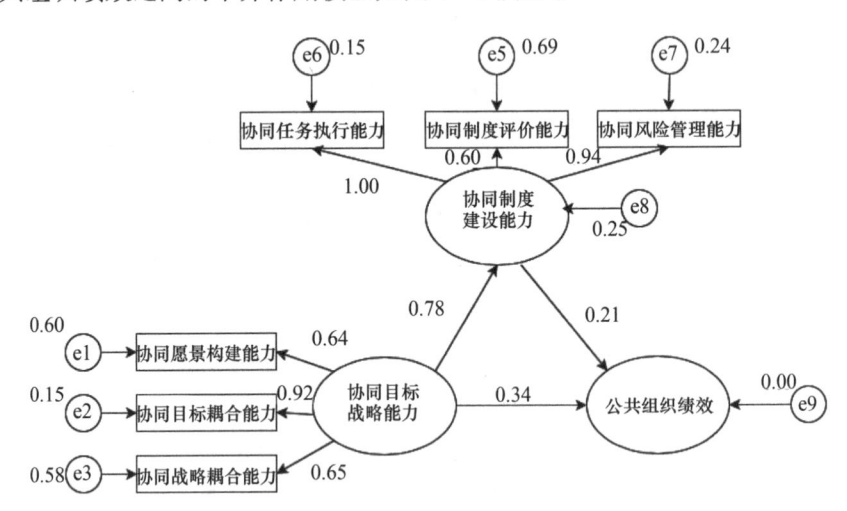

图 6-3 协同制度建设能力在协同目标战略能力与公共组织绩效之间的作用模型

同时结合表6-7所示的模型参数估计可知，协同目标战略能力与协同制度建设能力和公共组织绩效呈正相关（β=0.775，p<0.001；β=0.342，p<0.001），协同制度建设能力与公共组织绩效呈正相关（β=0.207，p<0.001）；当在模型中加入协同制度建设能力后，协同目标战略能力对公共组织绩效的标准化路径系数由0.50降至0.34，且达到了显著性水平。同时从表6-8可以看出在协同制度建设能力的中介作用下，协同目标战略能力对公共组织绩效的直接作用为0.342，协同目标战略能力对公共组织绩效的间接作用为0.161。这说明协同制度建设能力在协同目标战略能力与公共组织绩效之间发挥着中介作用，假设H3得到验证。

表6-7　协同制度建设能力在协同目标战略能力与公共组织绩效之间的模型参数估计

	标准化路径系数	标准差（S.E.）	临界比 C.R.	显著性概率
协同制度建设能力←协同目标战略能力	0.775	0.019	41.839	***
公共组织绩效←协同目标战略能力	0.342	0.011	30.299	***
公共组织绩效←协同制度建设能力	0.207	0.012	17.929	***

注：** 表示 $p<0.01$，*** 表示 $p<0.001$。

表6-8　直接效应、间接效应、总效应

		协同制度建设能力	协同风险管理能力	协同制度评价能力	协同任务执行能力	协同战略耦合能力	协同目标耦合能力	协同愿景构建能力	公共组织绩效
协同目标战略能力	直接效应	0.775	0.000	0.000	0.000	0.650	0.922	0.635	0.342
	间接效应	0.000	0.733	0.465	0.775	0.000	0.000	0.000	0.161
	总效应	0.775	0.733	0.465	0.775	0.650	0.922	0.635	0.502
协同制度建设能力	直接效应	0.000	0.945	0.599	1.000	0.000	0.000	0.000	0.207
	间接效应	0.000	0.000	0.000	0.000	0.000	0.000	0.000	0.000
	总效应	0.000	0.945	0.599	1.000	0.000	0.000	0.000	0.207

二 协同制度建设能力在协同技术资源能力与公共组织绩效中的中介作用

建立协同制度建设能力在协同技术资源能力与公共组织绩效之间的中介作用模型,通过运行 Amos 24.0,可以得出结构方程模型的各项拟合度指标。其中 GFI = 0.791, NFI = 0.879, IFI = 0.879, CFI = 0.879, 均接近 0.9,表明各指标的拟合效果较好。协同制度建设能力在协同技术资源能力与公共组织绩效之间的中介作用模型如图 6-4 所示。

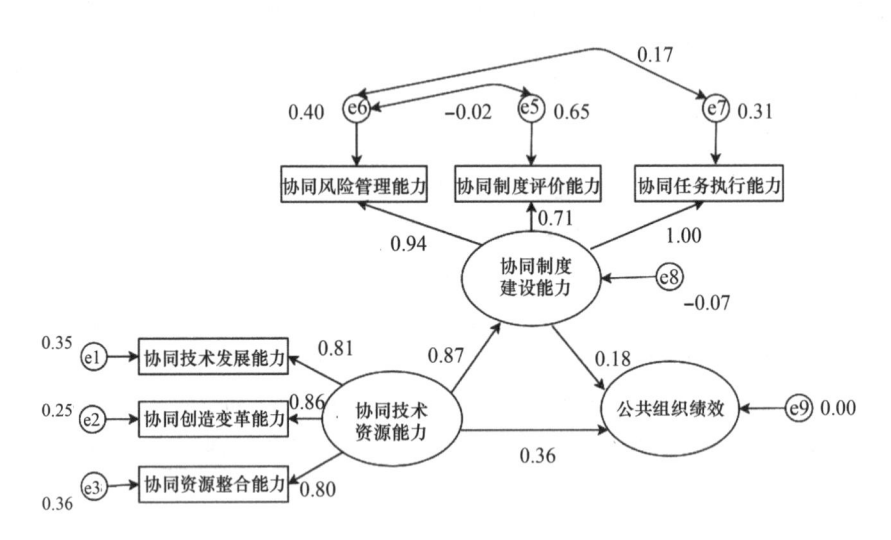

图 6-4 协同制度建设能力在协同技术资源能力与公共组织绩效之间的作用模型

同时结合表 6-9 所示的模型参数估计可知,协同技术资源能力与协同制度建设能力和公共组织绩效呈正相关($\beta = 0.870$, $p < 0.001$;$\beta = 0.364$, $p < 0.001$),协同制度建设能力与公共组织绩效呈正相关($\beta = 0.176$, $p < 0.001$);当在模型中加入协同制度建设能力后,协同技术资源能力对公共组织绩效的标准化路径系数由 0.52 降至 0.36,且达到了显著性水平。同时从表 6-10 可以看出在协同制度建设能力的中介作用下,协同技术资源能力对公共组织绩效的直接作用为 0.364,协同技术资源能力对公共组织绩效的间接作用为 0.153。这说明协同制度建设能力在协同技术资源能力与公共组织绩效之间发挥着中介作用,假设 H4 得到验证。

表6-9　协同制度建设能力在协同技术资源能力与公共组织绩效之间的模型参数估计

	标准化路径系数	标准差（S.E.）	临界比 C.R.	显著性概率
协同制度建设能力←协同技术资源能力	0.870	0.017	50.315	***
公共组织绩效←协同技术资源能力	0.364	0.037	9.933	***
公共组织绩效←协同制度建设能力	0.176	0.042	4.183	***

注：** 表示 $p<0.01$，*** 表示 $p<0.001$。

表6-10　直接效应、间接效应、总效应

		协同制度建设能力	协同风险管理能力	协同制度评价能力	协同任务执行能力	协同资源整合能力	协同创造变革能力	协同技术发展能力	公共组织绩效
协同技术资源能力	直接效应	0.870	0.000	0.000	0.000	0.802	0.864	0.808	0.364
	间接效应	0.000	0.815	0.620	0.870	0.000	0.000	0.000	0.153
	总效应	0.870	0.815	0.620	0.870	0.802	0.864	0.808	0.517
协同制度建设能力	直接效应	0.000	0.936	0.713	1.000	0.000	0.000	0.000	0.176
	间接效应	0.000	0.000	0.000	0.000	0.000	0.000	0.000	0.000
	总效应	0.000	0.936	0.713	1.000	0.000	0.000	0.000	0.176

三　协同文化建设能力在协同目标战略能力与公共组织绩效中的中介作用

建立协同文化建设能力在协同目标战略能力与公共组织绩效之间的中介作用模型，通过运行 Amos 24.0，可以得出结构方程模型的各项拟合度指标。其中 $GFI=0.933$，$NFI=0.953$，$IFI=0.954$，$CFI=0.954$，均接近 0.9，表明各指标的拟合效果较好。协同文化建设能力在协同目标战略能力与公共组织绩效之间的中介作用模型如图6-5所示。

同时结合表6-11所示的模型参数估计可知，协同目标战略能力与协同文化建设能力和公共组织绩效呈正相关（$\beta=0.819$，$p<0.001$；$\beta=0.365$，$p<0.001$），协同文化建设能力与公共组织绩效呈正相关（$\beta=0.143$，$p<0.001$）；当在模型中加入协同文化建设能力后，协同目标战略能力对公共组织绩效的标准化路径系数由0.50降至0.36，且达到了显著性水平。同时从表6-12可以看出在协同文化建设能力的中介作用下，

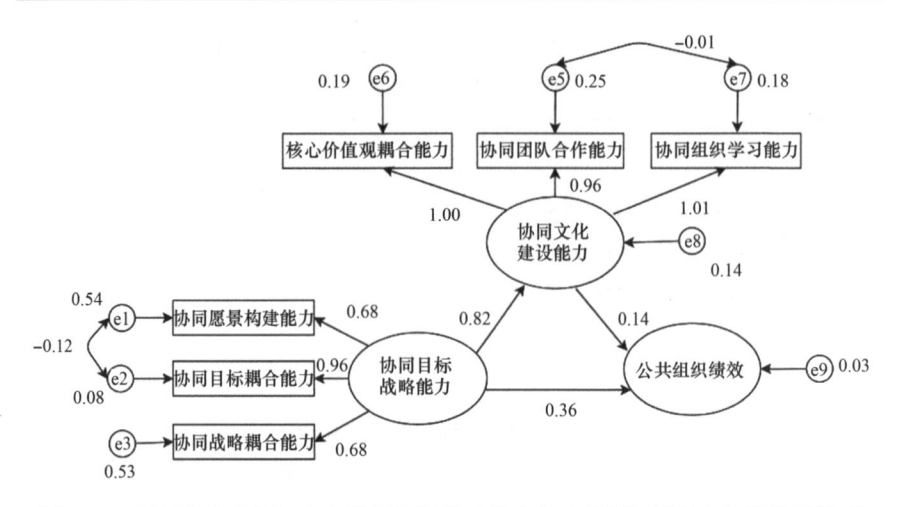

图 6-5　协同文化建设能力在协同目标战略能力与公共组织绩效之间的作用模型

协同目标战略能力对公共组织绩效的直接作用为 0.365，协同目标战略能力对公共组织绩效的间接作用为 0.117。这说明协同文化建设能力在协同目标战略与公共组织绩效之间发挥着中介作用，假设 H5 得到验证。

表 6-11　协同文化建设能力在协同目标战略能力与公共组织绩效之间的模型参数估计

	标准化路径系数	标准差 (S.E.)	临界比 C.R.	显著性概率
协同文化建设能力←协同目标战略能力	0.819	0.018	45.203	***
公共组织绩效←协同目标战略能力	0.365	0.024	15.333	***
公共组织绩效←协同文化建设能力	0.143	0.026	5.447	***

注：** 表示 p<0.01，*** 表示 p<0.001。

表 6-12　直接效应、间接效应、总效应

		协同文化建设能力	协同组织学习能力	协同团队合作能力	核心价值观耦合能力	协同战略耦合能力	协同目标耦合能力	协同愿景构建能力	公共组织绩效
协同目标战略能力	直接效应	0.819	0.000	0.000	0.000	0.684	0.961	0.678	0.365
	间接效应	0.000	0.824	0.788	0.819	0.000	0.000	0.000	0.117
	总效应	0.819	0.824	0.788	0.819	0.684	0.961	0.678	0.481

第六章　协同治理能力对公共组织绩效的影响因素研究　　113

续表

		协同文化建设能力	协同组织学习能力	协同团队合作能力	核心价值观耦合能力	协同战略耦合能力	协同目标耦合能力	协同愿景构建能力	公共组织绩效
协同文化建设能力	直接效应	0.000	1.00	0.962	1.000	0.000	0.000	0.000	0.143
	间接效应	0.000	0.000	0.000	0.000	0.000	0.000	0.000	0.000
	总效应	0.000	1.00	0.962	1.000	0.000	0.000	0.000	0.143

四　协同文化建设能力在协同技术资源能力与公共组织绩效中的中介作用

建立协同文化建设能力在协同技术资源能力与公共组织绩效之间的中介作用模型，通过运行 Amos 24.0，可以得出结构方程模型的各项拟合度指标。其中 GFI = 0.880，NFI = 0.938，IFI = 0.939，CFI = 0.939，均接近 0.9，表明各指标的拟合效果较好。协同文化建设能力在协同技术资源能力与公共组织绩效之间的中介作用模型如图 6 – 6 所示。

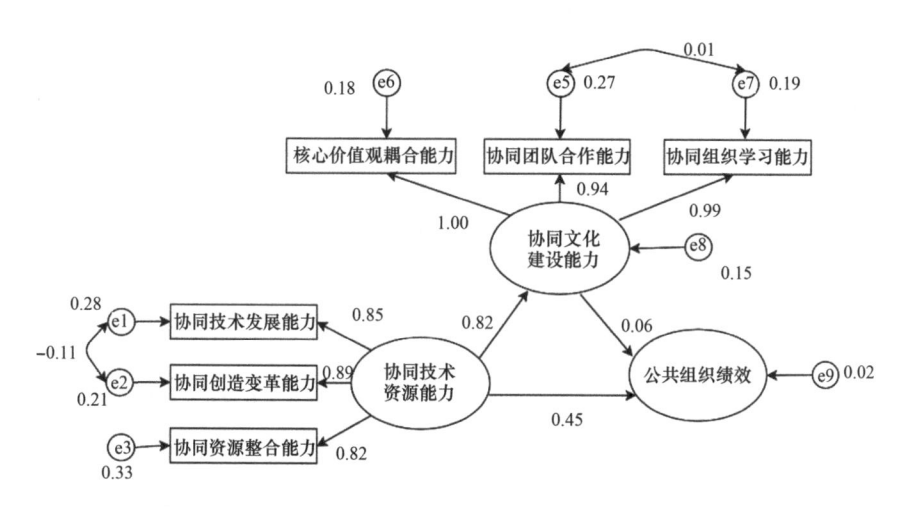

**图 6 – 6　协同文化建设能力在协同技术资源能力与
公共组织绩效之间的作用模型**

同时结合表 6 – 13 所示的模型参数估计可知，协同技术资源能力与协同文化建设能力和公共组织绩效呈正相关（β = 0.821，p < 0.001；β =

0.451，p<0.001），协同文化建设能力与公共组织绩效呈正相关（β=0.059，p<0.05）；当在模型中加入协同文化建设能力后，协同技术资源能力对公共组织绩效的标准化路径系数由 0.52 降至 0.45，且达到了显著性水平。同时从表 6-14 可以看出在协同文化建设能力的中介作用下，协同技术资源能力对公共组织绩效的直接作用为 0.451，协同技术资源能力对公共组织绩效的间接作用为 0.048。这说明协同文化建设能力在协同技术资源能力与公共组织绩效之间发挥着中介作用，假设 H6 得到验证。

表 6-13　协同文化建设能力在协同技术资源能力与公共组织绩效之间的模型参数估计

	标准化路径系数	标准差（S.E.）	临界比 C.R.	显著性概率
协同文化建设能力←协同技术资源能力	0.821	0.018	46.119	***
公共组织绩效←协同技术资源能力	0.451	0.019	23.418	***
公共组织绩效←协同文化建设能力	0.059	0.020	2.910	0.004

注：** 表示 p<0.01，*** 表示 p<0.001。

表 6-14　直接效应、间接效应、总效应

		协同文化建设能力	协同组织学习能力	协同团队合作能力	核心价值观耦合能力	协同资源整合能力	协同创造变革能力	协同技术发展能力	公共组织绩效
协同技术资源能力	直接效应	0.821	0.000	0.000	0.000	0.820	0.890	0.849	0.451
	间接效应	0.000	0.817	0.773	0.821	0.000	0.000	0.000	0.048
	总效应	0.821	0.817	0.773	0.821	0.820	0.890	0.849	0.499
协同文化建设能力	直接效应	0.000	0.995	0.942	1.000	0.000	0.000	0.000	0.059
	间接效应	0.000	0.000	0.000	0.000	0.000	0.000	0.000	0.000
	总效应	0.000	0.995	0.942	1.000	0.000	0.000	0.000	0.059

第六节　本章小结

依据扎根研究以及各变量的文献梳理，本书共提出 6 个研究假设，通

过 Amos 24.0 结构方程模型检验，6 个假设得到支持，假设检验结果如表 6-15 所示。

表 6-15　　　　　　　　　研究假设检验结果汇总

序号	假设内容	结论
H1	协同目标战略能力与公共组织绩效之间有正相关关系	支持
H2	协同技术资源能力与公共组织绩效之间有正相关关系	支持
H3	协同制度建设能力在协同目标战略能力与公共组织绩效间起到中介作用	支持
H4	协同制度建设能力在协同技术资源能力与公共组织绩效间起到中介作用	支持
H5	协同文化建设能力在协同目标战略能力与公共组织绩效间起到中介作用	支持
H6	协同文化建设能力在协同技术资源能力与公共组织绩效间起到中介作用	支持

一　协同目标战略能力、协同技术资源能力对公共组织绩效具有显著的作用

通过文献梳理分析以及结合我国医疗组织的实际情景，研究协同目标战略能力和协同技术资源能力对公共组织绩效的影响，并实证调查验证了在不同协同制度建设能力和协同文化建设能力的作用下与公共组织绩效之间的相互关系。实证结果表明，协同目标战略能力与公共组织绩效之间存在正相关关系（$\beta=0.50$，$p<0.001$），协同技术资源能力与公共组织绩效之间存在正相关关系（$\beta=0.52$，$p<0.001$）。

需要在公共组织中强化协同参与主体，即协同中的利益相关方参与是组织协同的重要内容和有效形式，在明晰产权的基础上推进有利于组织提升参与效益、降低参与成本。协同利益相关方参与强调明晰产权，通过关键主体的专业化分工来实现人人负责。聚焦协同目标战略的关键主体，既关注全方位、全过程、全覆盖的关键主体，又关注制度变革的关键主体（乌日图，2003；顾昕，2008）。通过关键主体承担个别成本来降低医疗卫生健康机构组织协同的实施成本。

完善协同技术资源是医疗卫生健康机构组织协同的重要支撑。一方面，在医疗卫生健康机构组织协同的管理过程中都要有技术资源的支撑，从而减少医疗卫生健康机构组织协同的实施费用。信息在医疗卫生健康机构组织协同中只是辅助支撑作用，因此不强调信息的完备性。另一方面，强调通过信息化技术进行信息搜集，降低收集信息的成本。信息的可获得性体现在供给信息和需求信息两个方面,供给信息的可获得性是指委托方对代理方供给信息的可控制性,而需求信息的可获得性是指委托方具有明确的自身需求。医生需要在不同范围内为团队提供方向、指南、资源和支持,因此需要具备绩效管理能力、基于数据的分析评估能力等。

二 协同制度建设能力发挥一定的中介作用

图 6-3 的模型结果表明,一方面,协同制度建设能力与公共组织绩效呈正相关（$\beta = 0.21$, $p < 0.001$）；另一方面,协同制度建设能力又会显著受到协同目标战略能力（$\beta = 0.78$, $p < 0.001$）的积极影响,这说明协同制度建设能力在协同目标战略能力与公共组织绩效之间发挥着中介作用。图 6-4 的模型结果表明,一方面,协同制度建设能力与公共组织绩效呈正相关（$\beta = 0.18$, $p < 0.001$）；另一方面,协同制度建设能力又会显著受到协同技术资源能力（$\beta = 0.87$, $p < 0.001$）的积极影响,这说明协同制度建设能力在协同技术资源能力与公共组织绩效之间发挥着中介作用。

医疗卫生健康机构组织协同的制度安排需要依据交易费用的多少,决定各类利益相关方提供服务的基本范围,逐步形成各单位和部门全面评价的医疗卫生健康机构组织协同的模式。将成本与绩效有机衔接,唤醒人们的共同体意识和主人翁意识,这关系协同改革的可持续性问题。从医疗改革重需方转向供需双方协同管理,促进供给方面的结构性改革是建设现代医疗系统和实现高质量发展的重要保证,从而推动结构优化、效益提升和动力转换。把医疗、康复、预防连接起来,引导患者合理就医,把资源用好用活。

三 协同文化建设能力发挥一定的中介作用

图 6-5 的模型结果表明,一方面,协同文化建设能力与公共组织绩效呈正相关（$\beta = 0.14$, $p < 0.001$）；另一方面,协同文化建设能力又会显著受到协同目标战略能力（$\beta = 0.82$, $p < 0.001$）的积极影响,这说明协同文化建设能力在协同目标战略能力与公共组织绩效之间发挥着中介作用。图 6-6 的模型结果表明,一方面,协同文化建设能力与公共组织绩效呈正相关（$\beta = 0.06$, $p < 0.001$）；另一方面,协同文化建设能力又会显著受到协同技术资源能力（$\beta = 0.82$, $p < 0.01$）的积极影响,这说明

协同文化建设能力在协同技术资源能力与公共组织绩效之间发挥着中介作用。

提升协同文化建设能力需要引导公立医院组织加强内部文化建设，形成开放、平等、民主的组织文化的激励制度。切实提高公立医院人员的积极性，形成有利于提高公共组织绩效的良性环境。公立医院中的医务人员应做到更加开放、坦诚、平等、多元化。鼓励公立医院设置早餐会和创新沙龙等非正式交流平台，提供一个自由沟通的场所和环境，使公立医院的组织成员能够自由探索，充分沟通，平等地讨论。公立医院的医务人员必须具有更广阔的视野，更加注重影响力的创造、基准的建立、品牌的建立、声誉的建立和形象的塑造；更有必要的是转变，以患者为中心，跨学科和跨界，整合资源，推动变革。公立医院越来越有必要组成多学科团队，共同应对疾病。需要提升风险管理能力，查明和监测病人的安全风险，调节能力分析和评估方法，以促进患者安全文化和倡导流程再造。

本章进行协同治理能力对公共组织绩效影响因素分析将有助于更充分地理解协同治理能力对公共组织绩效的影响机制，有必要在第七章进一步探索其中不同条件变量的组合，分析组织协同治理能力对于公共组织绩效的影响机制。

第七章

协同治理能力对公共组织绩效的影响机制研究

There are only two substances in the world: high efficiency and low efficiency.

There are two kinds of people in the world: efficient people and inefficient people.

——萧伯纳（George Bernard Shaw）

协同治理能力是组织竞争中的重要因素。在协同治理结构中，主体之间的关系会影响组织绩效，例如通过良好的合作关系提高组织绩效。本章旨在揭示公共组织绩效的提升不是依赖协同治理能力中某一条件变量的强度，而是依赖不同条件变量的组合。本书选取北京市 22 家公立医院作为研究对象，研究协同治理能力对于公共组织绩效的影响机制，对于丰富协同治理研究、提高公共组织绩效具有理论意义。

第一节 研究设计

一 研究对象

运用定性比较研究方法（简称 QCA）研究北京市 22 家公立医院的案例出于以下几点考虑。第一，只检查影响公立医院单独的变量或双变量的互动是不够的，而是需要探索联合作用的条件变量。该方法将以组合方式共同探究条件变量中不可与其他因素割裂的条件变量。第二，与仅能处理完全对称的相关关系（若 C→P，则 -C→ -P）的统计方法相比，QCA 的定性比较方法能较好地处理条件变量的不对称性，如即使 C→P 成立，则 −P→−C 不一定成立。第三，影响公立医院绩效可能存在多种"等效"因果链。与通过定义调节效应、中介效应对结果变量的解释不同，QCA 研究方法并不仅仅是形成替代关系或累加关系，而是等效关系。第四，本研究选取了北京市 22 家公立医院的案例（如表 7−1 所示），不仅涵盖了北京市城区内的代表性个体，而且符合 QCA 研究方法样本量的要求。

表 7−1　　　　　　　　纳入研究医疗机构分类分级

名称	级别	等级	类别	所属区域	编制床位
首都儿科研究所	三级	甲等	专科医院	朝阳区	400 张
清华长庚医院	三级	甲等	综合医院	昌平区	1500 张
北京老年医院	三级	甲等	综合医院	海淀区	800 张
北京回龙观医院	三级	甲等	专科医院	昌平区	1369 张
北京安定医院	三级	甲等	专科医院	西城区	800 张
北京小汤山医院	三级	甲等	综合医院	昌平区	577 张
北京地坛医院	三级	甲等	综合医院	朝阳区	1600 张
北京佑安医院	三级	甲等	专科医院	丰台区	750 张
北京胸科医院	三级	甲等	专科医院	通州区	900 张
北京口腔医院	三级	甲等	专科医院	东城区	100 张
北京妇产医院	三级	甲等	专科医院	朝阳区/东城区	660 张
北京儿童医院	三级	甲等	专科医院	西城区	970 张
北京肿瘤医院	三级	甲等	专科医院	海淀区	790 张
北京中医医院	三级	甲等	中医院	东城区	610 张
宣武医院	三级	甲等	综合医院	西城区	1381 张
北京世纪坛医院	三级	甲等	综合医院	海淀区	1100 张
北京安贞医院	三级	甲等	综合医院	朝阳区	1500 张
北京天坛医院	三级	甲等	综合医院	东城区/丰台区	1650 张
北京积水潭医院	三级	甲等	综合医院	西城区/昌平区	1500 张
北京朝阳医院	三级	甲等	综合医院	朝阳区	1900 张
北京同仁医院	三级	甲等	综合医院	东城区/亦庄区	1759 张
北京友谊医院	三级	甲等	综合医院	西城区/通州区	1256 张

二　分析技术：QCA 研究方法

QCA 研究方法作为一种"分析时刻"的技术，基于真值表和逻辑最小化原则，提供形式化和可复制的工具来处理变量和数据集观察。确定性逻辑有助于政策干预，它与社会现实的复杂性相对应，包括不可分解、偶然、不可压缩、时间不对称（Verweij et al.，2013）。在社会现实中单一变量孤立影响的假设几乎没有意义，寻求的路径不是定量和定性之间的折中，而是超越了它们各自的许多局限性（Rihoux et al.，2009）。在QCA使用中遵循的思路：第一，生成理论，汇总数据，探索数据，同时进行详尽的理论分析（Schneider et al.，2013）。第二，评价理论检查一组案例的分析一致性。第三，检查变量和结果之间的预测关系。得出关于条件组合对利益结果影响的结论，使用QCA来确定条件组合对利益结果的影响（Ragin，2006）。

随着QCA技术的不断改进，它被广泛应用于社会科学各个领域的研究。如Skocpol（1979）使用QCA方法研究了少数国家的社会革命；Katznelson（2010）消除了两国的共同特征，寻找这些发展趋势的独特差异的解释，从而解释了英美工人阶级形成模式之间的差异之谜；Stepan Alfred（1985）根据阿根廷、巴西、智利和乌拉圭之间的异同来推断国家权力与市民社会权利之间的关系；Ann Shola Orloff（1993）比较了世纪之交美国和英国的福利发展情况，从而消除了主要的传统福利国家发展理论，因为两个国家的独立变量被认为是相同的，这两个国家之间只有一个变量是不同的，并因此确定了因果关系；Fiss et al.（2014）的研究建构了组织因果关系的核心与外围决定因素理论。

本书第六章分析了协同治理能力对公共组织绩效的影响因素，但还没有分析协同治理能力对公共组织绩效的影响机制，这就是本章主要的研究内容。为此，定性比较分析（QCA）尤其有用（Ragin，2006），因为它可以检查哪些条件的组合对于达到或提高公共组织绩效是必要的或充分的（Marcel et al.，2013）。检查影响公立医院单独的变量或双变量的互动是不够的，还需要探索联合作用机制。

三 模型构建与初步推断

结合中国医疗组织协同治理能力扎根理论和实际情况，设计我国协同治理能力模型测量维度（如表7-2所示）。区分组织协同治理能力在协同目标战略能力、协同技术资源能力、协同制度建设能力、协同文化建设能力四个维度的差异，形成以下推断。

推断1：公共组织绩效受到协同治理能力多种要素组合的影响。

表 7-2　　　　　　　　　　组织协同治理能力模型维度

协同治理能力	维度	测量指标
协同目标战略能力	协同愿景构建能力	区域跨组织协作中有一个描绘未来的共同愿景
		组织在医联体中描绘的愿景有雄心，且符合实际
		组织的愿景是员工努力工作的源泉
	协同目标耦合能力	区域跨组织协作中有较强的目标耦合能力
		组织在医联体中有较强的目标耦合能力
		组织内部部门间有较强的目标耦合能力
	协同战略耦合能力	区域跨组织协作中对战略的理解有广泛的一致性
		组织在医联体中战略定位比较明确
		组织具有清晰的使命，指导员工的工作方向
协同技术资源能力	协同技术发展能力	区域跨组织协作促进技术发展
		医联体协作促进技术发展
		组织内部部门间协作促进技术发展
	协同创造变革能力	区域跨组织协作创新工作
		医联体间能较好地落实创新优质服务要求
		组织鼓励并奖励承担风险、勇于创新的员工
	协同资源整合能力	区域跨组织协作促进资源整合
		医联体协作促进资源整合
		组织内部部门间积极促进资源整合
协同制度建设能力	协同任务执行能力	组织具有较强特定关系任务执行能力
		组织具有较强跨关系任务执行能力
		组织信息沟通渠道顺畅
	协同制度评价能力	区域跨组织协作制度建设比较完善
		医联体协作制度建设比较完善
		组织员工考核奖惩制度比较完善
	协同风险管理能力	区域跨组织协作中能妥善化解风险
		医联体协作中能妥善化解风险
		组织员工能妥善化解风险
协同文化建设能力	核心价值观耦合能力	区域跨组织协同文化耦合能力较高
		医联体协作中协同文化耦合能力较高
		员工之间对文化的认同感较强

续表

协同治理能力	维度	测量指标
协同文化建设能力	协同团队合作能力	区域跨组织协作中与外部利益相关者建立合作信任
		医联体协作中建立合作信任
		员工之间建立合作信任
	协同组织学习能力	区域跨组织经常开展学术交流和合作
		医联体协作中经常开展学术交流和合作
		组织经常对员工进行专业培训

组织协同治理能力中协同目标战略能力、协同技术资源能力、协同制度建设能力、协同文化建设能力这四个要素相互作用的结果，在一定程度上，协同治理能力要素是可以相互替代的，但超过某一阈值，可替代性将不再相关。例如，一个组织在协同技术资源能力方面具有优势，组织经常不断提升技术发展能力，但这种优势一旦超过某一阈值，可替代性将不再相关。

推断2：公共组织绩效是组织协同治理能力要素相互作用的结果，在一定程度上，协同治理能力要素是可以相互替代的，但超过某一阈值，可替代性将不再相关。

协同治理能力中的协同目标战略能力、协同技术资源能力、协同制度建设能力、协同文化建设能力联动作用的结果会对公共组织绩效产生影响。

推断3：相同的协同治理能力因素组合得分，产生公共组织绩效的最终得分可能相同，但组织协同治理能力内部指标得分不同。

在本书中，公立医院被选为医疗组织的代表，需要充分考虑公立医院组织的特点。在公立医院的案例中，例如，协同组织学习能力较强，公立医院的医生需要定期参与组织学习以提高技能。又例如，公立医院的协同组织变革能力较强，需要促进公立医院不同学科领域的医生之间的沟通和合作创新（Smith，Scott Alan 等，2017）。

推断4：为了提高公共组织的绩效，有必要充分考虑组织资源禀赋。

第二节　条件变量和结果变量的测量

一　条件变量的测量

条件变量：协同治理能力。运用定性比较分析（QCA）研究协同治理能力对公共组织绩效的影响机制。本书选取北京市22家三级医院作为案例进行研究，共面向医务人员发放调查问卷2640份，有效回收问卷共计2200份，有效问卷回收占比为83.3%。

在协同目标战略能力中，从三个维度分别为协同愿景构建能力、协同目标耦合能力、协同战略耦合能力描述各项测量指标。在协同技术资源能力中，从三个维度分别为协同技术发展能力、协同创造变革能力、协同资源整合能力描述各项测量指标。例题如："区域跨组织协作中有一个描绘未来的共同愿景"，"区域跨组织协作促进技术发展"。采用里克特量表5点评分，1代表"非常不同意"，3代表"不确定"，5代表"非常同意"。

在协同制度建设能力中，从三个维度分别为协同任务执行能力、协同制度评价能力、协同风险管理能力描述各项测量指标。在协同文化建设能力中，从三个维度分别为核心价值观耦合能力、协同团队合作能力、协同组织学习能力描述各项测量指标。例题如："组织具有较强特定关系任务执行能力"，"区域跨组织协同文化耦合能力较高"。采用里克特量表5点评分，1代表"非常不同意"，3代表"不确定"，5代表"非常同意"。

二　结果变量的测量

结果变量：公共组织绩效。本书采用北京市医管中心提供的22家北京市三级公立医院绩效考核评价指标的2019年官方统计得分作为结果变量。结果变量依据市属医院的绩效考核成绩、各科室考核结果数据和北京市医管中心进行的患者满意度的自评效率计算获得。该绩效评价指标满分为100分，各项具体指标得分相加共同构成公立医院绩效总得分。22家市属医院的绩效考核评价指标如表7-3所示。

表7-3　　　　　　北京市三级公立医院绩效考核评价指标

一级指标	二级指标	三级指标	
社会评价（34分）	群众满意（24分）	1. 患者满意度（17分）	综合满意度（13分）
			闭环管理（4分）
		2. 医务人员满意度（7分）	职工满意度（4.5分）
			人才满意度（2.5分）
	强化服务（2分）	3. 优质服务达标率（2分）	
	费用适宜（8分）	4. 次均药品费用增幅（5分）	住院：（2分）
			门诊：（2分）
			国家组织药品集中采购中标药品使用比例：（1分）
		5. 百元医疗收入（不含药品收入）消耗卫生材料（3分）	
内部管理（52分）	人员高效（2分）	6. 每职工日均负担住院患者占用的床日数（2分）	
	节能降耗（3分）	7. 能耗下降率（3分）	万元收入能耗（0.5分）
			单位业务量密度能耗（0.5分）
			节能技改项目实施（2分）
	质量安全（24分）	8. 重点病例病案首页填报准确率（6分）	
		9. 医疗质量控制合格率（7分）	
		10. 重点病例非预期死亡率（5分）	
		11. 抗菌药物使用率（3分）	数据类评价：（1.5分）
			信息上报合格率：（1.5分）
		12. 处方合格率（3分）	
	服务有效（4分）	13. 分级诊疗达标率（1分）	
		14. 服务功能符合率（1分）	
		15. 平均住院天数（2分）	
	医院行政管理（4分）	16. 信访工作（2分）	信访责任制（0.6分）
			信访信息报送机制（0.2分）
			信访办理（1分）
			信访档案（0.2分）
		17. 法治宣传教育工作（1.5分）	法治宣传教育保障机制（0.3分）
			法治宣传教育活动（1分）
			法治宣传阵地建设（0.2分）

续表

一级指标	二级指标	三级指标	
内部管理（52分）	医院行政管理（4分）	18. 外事工作（0.5分）	出访成果推广和分享（0.2分）
			出访执行率（0.1分）
			国际语言环境建设（0.2分）
	运营效率（13分）	19. 医疗服务收入占医疗收入的比例（3分）	
		20. 人均业务收支结余（5分）	
		21. 财政投入执行情况（5分）	
	成本管控（2分）	22. 医院边际贡献率（2分）	
学科发展（14分）	科研进步（11分）	23. 每百名卫生技术人员科研项目经费（6分）	
		24. 发表论文数（5分）	
	教育（3分）	25. 医院住院医师首次参加医师资格考试通过率（3分）	

资料来源：北京市医院管理中心。

1. 社会评价

社会评价的分值为34分，包括三个二级指标，分别为群众满意（24分）、强化服务（2分）、费用适宜（8分）。群众满意包含患者满意度和医务人员满意度，强化服务包含优质服务达标率，费用适宜包含次均药品费用增幅、百元医疗收入（不含药品收入）消耗卫生材料。

患者满意度的分值为17分，由医院基础运行处分管。通过促进医院借助患者满意度评价指标建立闭环式管理机制，提升管理质量，提高市属医院服务水平。通过第三方调查机构开展市属医院患者满意度调查，医管局（现北京市医院管理中心）集中进行汇总分析。医院对满意度得分低的维度进行调查、分析、整改、评价，通过闭环式管理逐步提高患者满意度。调查方式包括门诊患者现场拦访和通过京医通微信平台推送问卷、住院患者电话随访。满意度得分包括综合满意度得分和闭环管理得分两个部分，其中综合满意度总分为13分，闭环管理总分为4分。门诊患者满意度评价在门诊拦访的基础上，增加京医通微信满意度调查和国家医管中心全国满意度调查的结果利用，根据情况确定权重比例，并逐年提高非拦访数据权重占比。综合满意度得分计算方式：①综合满意度得分≥90分，绩效得分为13分。②75分≤综合满意度得分<90分，绩效得分=5+〔（综合满意度评价得分-75）/15〕*8。③综合满意度评价<75分，绩

效得分为0分。满意度闭环式管理包括医院内部满意度闭环管理（包括建立并落实院内满意度工作机制、开展院内患者满意度精细化调查等内容）、对患者满意度调查中收集到的不满意线索进行闭环式整改（包括建立台账及实施整改）等内容。其中闭环管理得分计算方式为：①医院内部满意度闭环管理，包括建立并落实院内满意度工作机制、开展院内患者满意度精细化调查等内容，总分为2分；②对患者满意度调查中收集到的不满意线索进行闭环式整改（包括建立台账及实施整改）等内容，总分为2分。

医务人员满意度的分值为7分，由组织人力处分管。职工满意度的满分为4.5分。引导各市属医院通过职工满意度调查，了解职工诉求，对不够满意的方面进行积极改进，提高职工忠诚度。各医院职工满意度调查应答率情况分析，其中应答率≥30%，得0.5分；<30%，得0分。按照满意度得分划分为A、B、C、D、E、F六个档次，每档分别设定绩效得分方式。A：满意度≥90%，得4分；B：85%≤满意度<90%，得3分；C：80%≤满意度85%，得2分；D：75%≤满意度<80%，得1分；E：70%≤满意度<75%，得0.5分；F：满意度<70%，得0分。人才满意度落实党管人才原则，营造"四个尊重"的良好氛围，提高人才队伍教育培养质量和效益。人才满意度主要关注：①医院人才发展环境；②服务保障本医院高层次人才情况；③青年骨干以上层次对市属医院提供的成长成才环境、搭建发挥作用平台的综合评价。人才满意度满分2.5分，委托第三方专业机构开展人才满意度调查，其中得分85分以上的，得2.5分；75≤得分<85，得1分；65≤得分<75，得0.5分；得分<65，不得分。测评对象为国家、省部级各类人才计划的医院各层次人才，如数量少于20人，则根据医院实际情况适当扩充主任医师等人才种类。

优质服务达标率的分值为2分，由医疗护理处分管。目的是促进医院提升服务水平，包含"优质护理服务病房覆盖率"等4个维度。4个维度的指标说明同国家绩效考核指标说明，按照国家的统计口径进行数据统计。"优质护理服务病房覆盖率"等3个维度不低于前三年平均水平得一半分；不低于前三年最高水平得满分；"门诊患者预约后平均等待时间"维度不高于前三年平均水平得一半分；不高于前三年最高水平得满分。

次均药品费用增幅的分值为5分，由药事处分管。次均药品费用增幅引导降低医院药品费用，减轻患者用药费用负担，是治理大处方、控制药费过快增长的控制指标。次均药品费用增幅指标考核共 5 分，分三方面考核：A：门诊次均药品费用增幅占 2 分，反映门诊药费的增长情况。B：住院次均药品费用增幅占 2 分，反映住院药费的增长情况。C：集中采购中标药品使用比例占 1 分。其中，门诊次均药品费用增幅的分值为 2 分：A：2019 年完成值≤0，得 2 分；B：0＜2019 年完成值≤2%，得 1 分；C：2019 年完成值＞2%，得 0 分。住院次均药品费用增幅的分值为 2 分：A：2019 年完成值≤0，得 2 分；B：0＜2019 年完成值≤2%，得 1 分；C：2019 年完成值＞2%，得 0 分。国家组织药品集中采购中标药品使用比例的分值为 1 分：达标率为 100%。A：2019 年完成值≥100%，得 1 分；B：2019 年完成值＜100%，得 0 分。

百元医疗收入消耗卫生材料的分值为 3 分，由药事处分管。本指标考核共 3 分，数据来源于财务报表。本指标考核共 3 分，其中数据类评价 2 分，举措类评价 1 分。数据类评价的分值为 2 分，以 2018 年各医院完成值为目标值，A：2019 年完成值≤目标值 * 0.97，得 2 分；B：目标值 * 0.97＜2019 年完成值≤目标值 * 0.98，得 1.5 分；C：目标值 * 0.98＜2019 年完成值≤目标值，得 1 分；D：2019 年完成值＞目标值，得 0 分。举措类评价的分值为 1 分：有三项行之有效的管理举措，得 1 分；有两项行之有效的管理举措，得 0.6 分；有一项行之有效的管理举措，得 0.3 分；没有行之有效的管理举措，得 0 分。

2. 内部管理

内部管理的分值为 52 分，包括七个二级指标，分别为人员高效（2 分）、节能降耗（3 分）、质量安全（24 分）、服务有效（4 分）、医院行政管理（4 分）、运营效率（13 分）、成本管控（2 分）。人员高效包含每职工日均负担住院患者占用的床日数。节能降耗包含能耗下降率。质量安全包含重点病例病案首页填报准确率、医疗质量控制合格率、重点病例非预期死亡率、抗菌药物使用率、处方合格率。服务有效包括分级诊疗达标率、服务功能符合率、平均住院天数。医院行政管理包括信访工作、法治宣传教育工作、外事工作。运营效率包括医疗服务收入占医疗收入的比例、人均业务收支结余、财政投入执行情况。成本管控包括医院边际贡献率。

每职工日均负担住院患者占用的床日数的分值为 2 分，由组织人力处分管，引导各市属医院提高人员使用效率。此指标≥目标值，得 2 分；＜

目标值，得0分。

能耗下降率的分值为3分，由基础运行处分管。通过与历史同期能耗对比，综合评价市属医院能耗管理状况。其中，①万元收入能耗：能源消耗量（吨标煤）与医院收入（万元）的比值（此指标参考北京市卫健委《北京市医疗卫生机构"十三五"时期节能减碳行动计划》）能源消耗量（吨标煤）/万元收入；万元收入能耗（0.5分）相比2015年下降率≥9.6%，得0.5分；9.6%＞下降率≥0，得0.25分；低于0不得分。②单位业务量密度能耗：此指标选取参考卫生部医院管理研究所对于医院能源管理规划采用的指标，充分考虑了规模和业务因素，是衡量医院实际能耗水平及能源利用效率的较为客观的综合评价指标。单位业务量密度能耗总分为0.5分，相比2015年下降率≥6.4%，得0.5分；6.4%＞下降率≥0，得0.25分；低于0不得分。节能减排技改项目实施的分值为2分，实施2项节能技改项目且有效果，每项1分。节能技改项目不得与2017、2018年项目重复，并应具备齐全的项目资料，包括改造计划（含技术论证分析）、上会记录、招标或者比选过程资料、改造合同、验收记录及节能效果分析等内容。每缺少1项扣0.2分，扣完为止。

重点病例病案首页填报准确率的分值为6分，由医疗护理处分管。同时，市卫健委抽查的总病例数正确率达到或超过全市三级医院平均水平的，得1分；未达标，不得分。

医疗质量控制合格率的分值为7分，由医疗护理处分管。该指标关注医院医疗质量质控工作，包含"院感病例报告率"、"护理不良事件上报及整改率"和"单病种质量控制"3个维度，"院感病例报告率"和"护理不良事件上报及整改率"合计6分，"单病种质量控制"满分为1分。其中"院感病例报告率"和"护理不良事件上报及整改率"同既往绩效考核指标说明；"单病种质量控制"指标说明同国家绩效考核指标说明，按照国家的统计口径进行数据统计。"单病种质量控制"维度不低于前三年平均水平得一半分；不低于前三年最高水平得满分。如医院无指定的单病种，该项分值调整到院感和护理不良事件总分中。

重点病例非预期死亡率的分值为5分，由医疗护理处分管。该指标是以低风险组死亡病例为线索，将其列为重点病例，对这部分死亡病例的诊疗过程进行专家讨论研判。病例抽取方式：每年抽取各医院病例10例。先抽取当期出现的所有低风险死亡病例，超过10例的，超出部分也都进入分析；不足10例的，剩余部分由医院术后一定期限内死亡病例随机抽取补足；若依然不足的，剩余部分由医院当期中低风险组死亡病例随机抽取补足；以此类推，医院死亡病例不足10例的，抽取所有死亡病例。

抗菌药物使用率的分值为3分，由药事处分管。抗菌药物的统计要求用信息化方式直接获取。抗菌药物使用考核共3分，其中数据类评价1.5分，信息上报合格率1.5分。

处方合格率的分值为3分，由药事处分管。依据《处方管理办法》（卫生部令第53号）、《医疗机构药事管理规定》（卫医政发［2011］11号）、《医院处方点评管理规范（试行）》（卫医管发［2010］28号）、《北京市医疗机构处方点评指南》、《北京市医疗机构处方点评技术指导原则》等规定，规范医生处方行为，提高处方质量。

分级诊疗达标率的分值为1分，由医疗护理处分管。引导三级医院落实分级诊疗工作要求，合理分流轻症、慢病和康复期患者，支持基层提高服务能力。2个维度的指标说明同国家绩效考核指标说明，按照国家的统计口径进行数据统计，数据来源为医院上报统计，2个维度的权重各占50%。

服务功能符合率的分值为1分，由医疗护理处分管。引导三级公立医院落实公益性要求，实现疑难重症医疗功能定位，重点发展住院服务、开展日间手术，严格控制特需服务规模。3个维度的指标说明同国家绩效考核指标说明，按照国家的统计口径进行数据统计。其中"门诊人次数与出院人次数比"中有手术医院权重40%、无手术医院权重60%，"特需医疗服务占比"中有手术医院权重30%、无手术医院权重40%，"日间手术占择期手术比例"权重30%。"特需医疗服务占比"不超过10%得满分，超过10%得0分；无特需服务的医院该维度直接得满分。

平均住院天数的分值为2分，由医疗护理处分管。计算方式：单位时间内出院患者占用总床日数/出院人数。达A标2分；B标1.5分；C标1分；超过C标不得分。

信访工作的分值为2分，由办公室分管。该指标包括信访责任制的分值为0.6分，重大信访信息报送的分值为0.2分，信访办理的分值为1分，信访档案的分值为0.2分，分为四个维度：①信访责任制总分0.6分，缺少一次扣0.05分。②信访信息报送机制总分0.2分。建立完善重大信访事项应急处置制度、重大信访事件信息报送制度，总分0.05分，缺少一项扣0.03分，扣完为止。发生5人以上的集体上访事件，引发重大敏感和负面舆情的信访事件，到重点地区或重要时间节点非正常上访事件等及时报送，总分0.15分，未按规定履行重大信访报送职责，发现一起扣0.05分。③信访办理总分1分，及时入账和销账，形成动态排查机制，采取稳控措施，做好风险防范，妥善处理各类矛盾。④信访档案总分0.2分。未按照规定应归尽归、归档重复、遗漏或收集不完整等情况，出现1例扣0.03分，出现3例以上扣0.1分。

法治宣传教育工作的分值为1.5分，由办公室分管。该指标包括法治宣传教育保障机制的分值0.3分，法治宣传教育活动的分值为1分，法治宣传阵地建设的分值为0.2分，分为三个维度。①法治宣传教育保障机制指标引导强化法治宣传教育工作的领导和统筹谋划，制定本单位年度法治宣传教育工作计划，经院长办公会或党委会研究后报市医管局备案，做好法治宣传教育年度工作总结。总分0.3分，未按规定制定年度法治宣传教育工作计划或未提交院长办公会、党委会研究的扣0.15分；未按规定上交法治宣传教育总结扣0.15分。②法治宣传教育活动一方面需要加强宪法、法律法规以及党内法规学习。总分0.3分，未完成一项扣0.1分。另一方面加强对重点人员的普法，加强政策法规宣讲，对本行业社会热点难点问题开展普法宣讲；对管理对象或者服务对象进行普法宣讲，全年至少组织2次"以案释法"或者案例讲座活动。总分0.1分，未完成一项扣0.05分。党委会或者办公会前领导班子开展学法，每次不少于30分钟，年度不少于6次。总分0.2分，低于6次不得分。利用医师节、护士节、信访法治宣传日、世界艾滋病日、宪法日等重要时间节点组织开展形式多样的普法活动。总分0.2分，未完成一项扣0.1分。履行社会普法职责，每季度至少向市医管局报送法治动态信息1条，每季度统计普法工作情况并报市医管局备案。总分0.2分，未按规定报送法治动态信息扣0.1分；未按规定统计普法工作情况扣0.1分。③法治宣传阵地建设通过整合法治宣传教育渠道，加强门户网站、微信、微博等载体宣传法律法规的力度。总分0.2分，未在门户网站、内部刊物、电子显示屏以及微信、微博等载体开展普法宣传，每项扣0.05分。

外事工作的分值为0.5分，由办公室分管。该指标包括出访成果推广和分享的分值为0.2分，出访执行率的分值为0.1分，国际语言环境建设的分值为 0.2 分。出访成果分享旨在引导提高出访成果质量和效益。通过组织出访人员参与成果分享和推广，出访人员至少有 10% 应参与分享，低于 10% 不得分。出访执行率旨在引导出访执行率达到规定标准，不限量管理团组出访人次应占不限量管理团组总人次 80% 以上，低于 80% 不得分。国际语言环境建设引导国际语言环境建设检查整改工作情况，按规定进行外语标识检查和整改工作，抽检过程中发现一例错误扣 0.02 分。

医疗服务收入占医疗收入的比例的分值为 3 分，由财务处分管。引导医院关注医疗收入结构，提高医务性收入在医疗收入中的比重。与上年值对比：A：≥上年值 10%，得 3 分；B：≥上年值 5%，得 2 分；C：≥上年值，得 1 分；D：＜上年值，得 0 分。

人均业务收支结余的分值为 5 分，由财务处分管。计算方式为本期结余（元）/年平均在职职工人数（人）；其中含总额预付结余，目标值趋零。上年收支结余为负的医院：A：＞0，≤40000，得 5 分；B：＞-10000，≤0，或者＞40000，得 3 分；C：≤-10000，不得分。

财政投入执行情况的分值为 5 分，由财务处分管。其中：资金支出进度占 2 分，项目资金使用情况占 3 分。①资金支出进度要求：年初预算支出进度 12 月底前达到 100%（包含采购净结余资金以及扬帆、登峰、使命、青苗项目），资金支出进度中涉及资金被财政核减收回相应扣分；上年追加并结转预算项目支出进度 4 月底前达到 100%（包含扬帆、登峰、使命、青苗项目，不含采购净结余）；以上两项各占 1 分。②项目资金使用情况要求 3 分：如需调整应履行审批手续，资金使用率按照资金合理支出比例得分；上年年初及前年追加财政预算批复资金购置的设备、信息化系统于考核前完成到货安装并使用，考核前未完成调试或未使用的均扣分；500 万元（含）以上的部门预算项目，预算绩效评价 75 分以下的扣 1 分；以上三项各占 1 分。③项目经费用途以预算或调整批复核定。项目调整后，仍以原项目下达时间为考核依据。

医院边际贡献率的分值为 2 分，体现医院每一元医疗收入中边际贡献的比例，引导医院控制可控的变动成本，提高成本产出相应收入的能力。计算方式为①（医疗收入-医疗变动成本）/医疗收入*100%；②变动成本=绩效工资+其他工资福利支出+卫生材料费+药品费+提取医疗风险基金+其他费用；③不含总额预付结余；④其他费用中不含其他支出。医院边际贡献率与上年值对比：上年值为正：A：≥上年值，得 2 分；B：

≥0，<上年值，得1分；C：<0，得0分；上年值为负：A：>0，得2分；B：≥上年值但仍≤0，得1分；C：<上年值100%，得0分。

3. 学科发展

学科发展的分值为14分，包括两个二级指标，分别为科研进步的分值11分和教育的分值3分。

每百名卫生技术人员科研项目经费的分值为6分，由科教处分管。该指标引导医院争取科研项目经费。若≥500万的项目按项目年限平均，项目分类原则以《北京市医院管理局科研基金项目划分原则》为准。考核标准以各医院自身前三年均值作为标准值，将医院标准值按降序排列，分三个组，一组目标值为标准值×1.1，二组目标值为标准值×1.2，三组目标值为标准值×1.3。

发表论文数的分值为5分，由科教处分管。该指标引导医院重视科研论文发表，计算方式为统计源期刊论文数+SCI论文数×4，论文以第一作者或通讯作者的第一单位计算，论文用上一年度数据考核。考核标准以各医院自身前三年均值作为标准值，将医院标准值按降序排列，分三个组，一组目标值为标准值×1.1，二组目标值为标准值×1.2，三组目标值为标准值×1.3。若考核结果≥目标值100%，得5分；目标值的90%—100%，得4分；目标值的80%—90%，得3分；目标值的70%—80%，得2分；<目标值的70%，得0分。

教育的分值为3分，该指标引导医院重视教育工作。如与国家卫健委最终公布的统计和记分方法不同，则以国家指标为准计算。通过率98%，得3分；95%≤通过率<98%，得2分；90≤通过率<95%，得1分。

北京市医管中心22家市属医院的公共组织绩效得分如表7-4所示。

表7-4　　　　　　　　不同医院的公共组织绩效得分

序号	绩效考核得分	序号	绩效考核得分
M1	91.51	M6	84.43
M2	87.62	M7	91.52
M3	83.95	M8	91.70
M4	83.14	M9	83.55
M5	85.18	M10	85.28

续表

序号	绩效考核得分	序号	绩效考核得分
M11	86.64	M17	89.96
M12	90.07	M18	89.97
M13	87.93	M19	86.68
M14	81.26	M20	84.19
M15	86.25	M21	86.34
M16	86.98	M22	83.98

第三节 研究分析

使用均值锚点法对数据进行二分校准，选用清晰集定性比较分析（简称csQCA）进行数据分析。该变量的平均值大于或等于22家医院均值记录为｛1｝，小于22家医院均值记录为｛0｝。将调查问卷中量表的数据转换为布尔值的二分类变量。Tosmana软件运算csQCA来分析协同治理能力对公共组织绩效的影响机制。对22家医院的二分法数据进行"合成"，"合成"的22家公立医院布尔组态真值表如表7-5所示。22家公立医院的案例在csQCA中被转换为7种机制，形成的维恩图结果如图7-1所示。

表7-5　　　　　　　22家公立医院布尔组态真值

案例	协同目标战略能力	协同技术资源能力	协同制度建设能力	协同文化建设能力	公共组织绩效
M3, M5, M6, M9, M10, M14, M15, M22	0	0	0	0	0
M19, M20	0	0	1	1	0
M7, M17	1	0	1	1	1
M4, M11, M21	1	1	0	0	0
M13	1	1	0	1	1
M2, M8	1	1	1	0	1
M1, M12, M16, M18	1	1	1	1	1

图 7-1 中的内容：

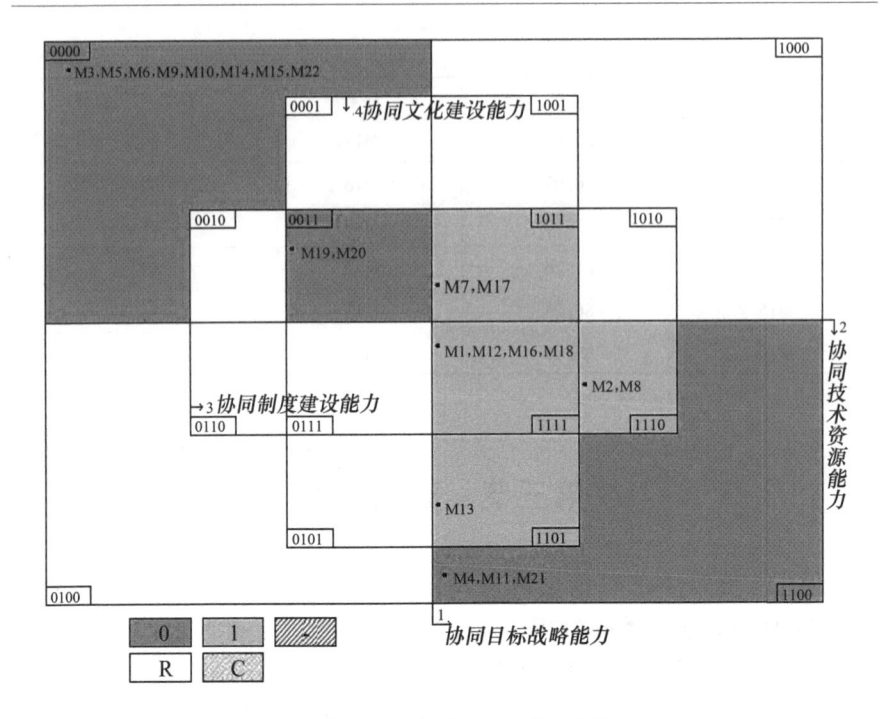

图 7-1 22 家公立医院维恩图

在对研究的 22 家公立医院进行 csQCA 分析中，布尔组态真值表没有显示具有矛盾的组态，因此不需要解决矛盾的组态，可以直接访问布尔最小化过程。在 Tosmana 软件的帮助下，得到以下 5 种结果：

协同目标战略能力 {1} * 协同制度建设能力 {1} + 协同目标战略能力 {1} * 协同文化建设能力 {1} →公共组织绩效

（1）高协同目标战略能力，高协同制度建设能力同时出现（此时对应 M1，M12，M16，M18 + M2，M8 + M7，M17 等），或者高协同目标战略能力，高协同文化建设能力同时出现（此时对应 M1，M12，M16，M18 + M7，M17 + M13），此时组织有较高的公共组织绩效。

协同目标战略能力 {1} * 协同制度建设能力 {1} + 协同技术资源能力 {1} * 协同文化建设能力 {1} →公共组织绩效

（2）高协同目标战略能力，高协同制度建设能力同时出现（此时对应 M1，M12，M16，M18 + M2，M8 + M7，M17 等），或者高协同技术资源能力，高协同文化建设能力同时出现（此时对应 M1，M12，M16，

M18 + M13），此时组织有较高的公共组织绩效。

协同目标战略能力 {1} * 协同文化建设能力 {1} + 协同技术资源能力 {1} * 协同制度建设能力 {1} →公共组织绩效

（3）高协同目标战略能力，高协同文化建设能力同时出现（此时对应 M1，M12，M16，M18 + M7，M17 + M13 等），或者高协同技术资源能力，高协同制度建设能力同时出现（此时对应 M1，M12，M16，M18 + M2，M8），此时组织有较高的公共组织绩效。

协同目标战略能力 {1} * 协同制度建设能力 {1} + 协同制度建设能力 {0} * 协同文化建设能力 {1} →公共组织绩效

（4）高协同目标战略能力，高协同制度建设能力同时出现（此时对应 M1，M12，M16，M18 + M2，M8 + M7，M17 等），或者当组织协同制度建设能力不高时，但有着高协同文化建设能力（此时对应 M13），此时组织有较高的公共组织绩效。

协同目标战略能力 {1} * 协同制度建设能力 {1} + 协同制度建设能力 {1} * 协同文化建设能力 {0} →公共组织绩效

（5）高协同目标战略能力，高协同制度建设能力同时出现（此时对应 M1，M12，M16，M18 + M7，M17 + M13 等），或者当组织协同文化建设能力不高时，但有着高协同制度建设能力（此时对应 M2，M8），此时组织有较高的公共组织绩效。

通过以上分析可以看出，在协同治理能力的硬实力和软实力联动作用下，组织有较高的公共组织绩效。在此基础上，"推论1"可以转化为以下命题。

命题1：公共组织绩效提升的基础是协同治理能力中高协同硬实力、高协同软实力两个因素的组合。

对以上五种影响机制展开讨论，探讨协同治理能力影响公共组织绩效的条件。由最小化组态结果可知，协同目标战略能力 {1} * 协同制度建设能力 {1}，协同目标战略能力 {1} * 协同文化建设能力 {1}，协同技术资源能力 {1} * 协同文化建设能力 {1}，协同技术资源能力 {1} * 协同制度建设能力 {1} 是促使公共组织绩效提升的有效条件。在此基础上，"推论2"可以转化为以下命题。

命题2：在公共组织协同硬实力和软实力联动作用下，协同目标战略

能力 {1} * 协同制度建设能力 {1}，协同目标战略能力 {1} * 协同文化建设能力 {1}，协同技术资源能力 {1} * 协同文化建设能力 {1}，协同技术资源能力 {1} * 协同制度建设能力 {1} 是促使公共组织绩效提升的有效条件。在一定程度上，公共组织协同硬实力和软实力间是可以相互替代的，但超过某一阈值，可替代性将不再相关。

从式（2）（3）的结果可以看出，M12，M16 等医院有着相同的协同治理能力组合得分，带来的公共组织绩效的最终得分相近，但组织协同治理能力指标得分不同，M12 医院有着较高的协同目标战略能力得分，M16 医院的协同制度建设能力得分较高。在此基础上，"推论3"可以转化为以下命题。

命题 3：相同的协同治理能力因素组合得分，产生公共组织绩效的最终得分可能相同，但组织协同治理能力的内部指标得分不同。

根据式（4）（5）的结果，当组织协同目标战略能力、协同技术资源能力的硬实力得分较高时，要与协同制度建设能力或协同文化建设能力相结合，才能有效促进公共组织绩效提高。因此在考虑对于公共组织绩效的影响时，需要充分考虑协同硬实力和软实力相结合的特点。在此基础上，"推论4"可以转化为以下命题。

命题 4：为了提高公立医院等公共组织的绩效，有必要充分考虑组织资源禀赋，例如加强公立医院中巧实力的建设等。

公立医院公共组织绩效的提升，需要着眼于全局工作和资源优化配置来进行我国医疗体制改革的总体规划，将技术服务和质量资源投入基层，围绕着分工协作，打破在三级医院与一、二级医院中财务投入、资源投入等各个方面的壁垒，真正形成"1 + 1 > 2"的效果，促进优质医疗资源上下贯通，充分发挥协同优势。要完善医务人员保障，对医务人员的收入进行补助，理顺医疗服务价格。同时对激励机制也相应进行调整，鼓励医务人员积极参与所在区域内医联体和医共体的服务和建设，通过医疗资源配置来引导我国公立医院健康可持续发展。

第四节　本章小结

医院各学科科研水平差异巨大，如何不断调整提升医院的协同治理能力，充分发挥作为巧实力的协同治理能力的作用至关重要。本书主要探讨

第七章 协同治理能力对公共组织绩效的影响机制研究

协同治理能力对公共组织绩效的影响，选取22家公共部门的2640名员工作为研究对象，运用定性比较分析（QCA）方法分析协同治理能力对公共部门组织绩效的影响机制。研究得出以下几点结论：第一，公共组织绩效提升的基础是协同治理能力中高协同硬实力、高协同软实力两个因素的组合，通过协同治理能力的优化来推进我国公共组织协同的提高。第二，在公共组织协同硬实力和软实力联动作用下，较高的协同目标战略能力与协同制度建设能力相结合，较高的协同目标战略能力与协同文化建设能力相结合，较高的协同技术资源能力与协同文化建设能力相结合，较高的协同技术资源能力与协同制度建设能力相结合，是促使公共组织绩效提升的有效条件。在一定程度上，公共组织协同硬实力和软实力间是可以相互替代的，但超过某一阈值，可替代性将不再相关。第三，相同的协同治理能力因素组合得分，带来的公共组织绩效的最终得分可能相同，但组织协同治理能力内部指标得分不同。第四，为了提高公立医院等公共组织的绩效，有必要充分考虑组织资源禀赋，例如加强公立医院中巧实力的建设等。

第八章

研究总结与未来展望

Higher and healthier human beings have driven faster and faster economic growth and technological change, resulting in lower levels of economic inequality, shorter working hours and a corresponding increase in leisure time, as well as increased demand for health care as people live longer.

——罗伯特·威廉·福格尔（Robert William Fogel）
《国民健康与社会繁荣：1700—2100 年的欧洲、美洲和发展中国家》

第一节　探寻合作之路：中国医疗健康组织协同治理能力的提升

一　研究结论

本书利用医疗服务系统的实证经验，分析"协同治理能力如何影响公共组织绩效"这一理论问题。分析如何推动我国公立医院绩效管理走向以成本与结果为导向，管理过程全面贯穿协同目标战略、协同技术资源、协同制度建设、协同文化建设的全面协同新模式。探索医疗服务系统的最佳模式，促进医疗机构的整体绩效提升并加强医院科学化管理。本书采用质性研究与量化研究混合的研究范式，运用基于 Unicet 软件的文献计量分析、基于 Nvivo 软件的扎根理论分析、基于过程追踪法的多案例比较分析、基于 Amos 软件的结构方程模型实证研究、基于 QCA 方法的定性比较研究等方法研究协同治理能力对公共组织绩效的影响因素和影响机制。

回归本书提出的三个研究问题：第一个问题是协同治理能力对公共

第八章 研究总结与未来展望

组织绩效的主要影响因素，研究医疗组织融合协同的基础；第二个问题是协同治理能力对公共组织绩效的主要影响机制，研究设计推动协同治理能力提升的政策工具；第三个问题是针对我国医疗协同治理中的具体问题，提出推动融合协同和公共组织绩效提升的政策建议。研究协同治理能力对公共组织绩效的影响因素和影响机制，发现可以通过对协同治理能力的优化来推进我国公立医院绩效水平的提高，本书得到以下研究结论。

第一，协同目标战略能力和协同技术资源能力对公共组织绩效具有显著的正向作用。协同目标战略能力、协同技术资源能力应该从系统的角度进行管理，承认协同目标战略能力、协同技术资源能力维度中各部分的相互关联性。作为管理者，需要承担起协同目标战略能力、协同技术资源能力强化者的角色，逐步完善组织中协同目标战略能力、协同技术资源能力的强化机制。将研究重点转向提高协同目标战略能力、协同技术资源能力，鼓励相关部门提出专业化建设，这是提高公共组织绩效的基础。

第二，协同制度建设能力、协同文化建设能力在协同目标战略能力、协同技术资源能力与公共组织绩效之间发挥显著的中介作用。本书一方面有助于组织明确如何通过加强组织的协同制度建设能力和协同文化建设能力来提升公共组织绩效，能够为组织管理人员提供理论依据与决策支持。建议加强协同制度建设能力、协同文化建设能力政策的研究与制定，形成协同治理的价值导向；另一方面有助于从协同治理能力提升的角度，依托协同治理能力内部因素碰撞所产生的火花，鼓励各组织积极利用协同制度建设能力和协同文化建设能力提高公共组织绩效，通过促进组织集群内生产要素高度流动机制的形成，实现资源的有效配置。

第三，较高的协同目标战略能力与协同制度建设能力相结合、较高的协同目标战略能力与协同文化建设能力相结合、较高的协同技术资源能力与协同文化建设能力相结合、较高的协同技术资源能力与协同制度建设能力相结合是促使公共组织绩效提升的有效条件。从组织协同硬实力和协同软实力两个方面探索建立有中国特色的组织协同治理能力评价指标体系，丰富组织协同治理能力的内容，使指标落地可操作。

第四，为了提高公立医院等公共组织的绩效，有必要充分考虑组织资源禀赋，例如加强公立医院中巧实力的建设等。本书的研究结果对于管理实践具有一定的启示作用。本书响应公共组织中协同治理研究的趋势，对于我国公共组织绩效的提升具有重要的现实意义。首先，为了激发公共组织绩效的提升，组织管理人员可以调整协同治理能力中的协同目标战略能力、协同技术资源能力、协同制度建设能力、协同文化建设能力，促进公共部门组织绩效的提升。其次，公共部门管理者可以通过调节协同治理能力来传达意愿，比如使员工参与激励和薪酬的评价、对危机的反应、稀缺资金的分配以及对于选拔和晋升的标准等。最后，将公共部门协同硬实力和协同软实力的建设相结合，使两者相得益彰，促进公共组织绩效的提升。这一结论有助于公共部门管理人员更深刻地了解组织协同治理能力对公共组织绩效的影响机制，也为组织协同治理能力的形成提供了重要的实证依据。

二 理论对话与讨论

首先，本书以近年来公共部门等工作场所中协同治理研究为研究背景，实证检验了我国公共组织绩效的提升具有重要的现实意义。以往的研究主要从不同理论视角对影响公共组织绩效的变量进行研究（Chandra et al., 2016; Oyemomi et al., 2016; Amirkhanyan et al., 2018），较少考察协同治理能力对公共组织绩效的作用机制。虽然协同目标战略能力、协同技术资源能力和公共组织绩效之间存在直接联系，但这种关系受益于协同制度建设能力、协同文化建设能力等因素的作用整合。不同协同目标战略能力、协同技术资源能力、协同制度建设能力、协同文化建设能力对于公共组织绩效究竟有何影响，已有研究并未系统地阐述协同治理能力对于公共组织绩效的影响过程机制。协同治理能力对公共组织绩效产生影响的过程机制仍然不够清晰，协同治理能力对于公共组织绩效影响的过程机制需要进一步探索。因此，本书基于 Unicet 软件的文献计量分析、基于 Nvivo 软件的扎根理论分析、基于过程追踪法的多案例比较分析、基于 Amos 软件的结构方程模型实证研究、基于 QCA 方法的定性比较研究等方法，研究协同治理能力对公共组织绩效的影响因素和影响机制，对于丰富公共部门协同治理研究、提高动态竞争环境中公共组织绩效具有重要意义。

其次，这一结论为发展与构建协同治理能力对于提升公共组织绩效提供了重要的实证依据，并且揭示了协同治理能力影响公共组织绩效的机制，扩展了公共组织绩效的已有成果（Klijn et al., 2016）。在深化政府部门协同治理研究的同时，拓宽了组织协同治理研究的边界。本书得出"有必要充分考虑组织资源禀赋"的结论，例如加强公立医院中巧实力的建设。从组织协同硬实力和协同软实力两个方面探索建立有中国特色的组织协同治理能力评价指标体系，丰富组织协同治理能力的内容，使指标落地可操作。

最后，从更深层次的角度认识协同治理能力的作用，并为提升中国基层政府部门绩效提供可能的路径参考。本书为我国公共组织绩效提供了新的视角，为协同治理能力研究提供了有意义的借鉴。同时拓展了协同治理能力在医疗服务这个公共管理领域的研究场域，为发展公共管理的协同治理理论贡献来自中国医疗组织的经验证据，为探索中国特色的医疗卫生协同治理理论提供了有价值的参考。

第二节 启示与政策建议

根据理论和实证研究的结论，本节提出推动医疗组织绩效提升和医疗服务系统供给侧改革的若干政策建议，实现医疗服务资源的优化配置，完善医疗服务的供给层次和结构。

一 健全医疗卫生健康治理协同发展机制

健全医疗卫生健康治理协同发展机制，要求政府机构更加关注医疗卫生健康治理的更高层次的效率变化和动态变革（罗纳德·哈里·科斯，王宁，2013）。在"互联网＋"的大背景下，医疗卫生健康治理主体和组织模式都呈现出网络化和协同化的发展趋势。从整体来看，医疗卫生健康治理新的分工体系将会具有以下特征：一是更加精细化，充分发挥"互联网＋"网络的长尾效应。通过大数据提高政府机构的决策效率和质量，有利于推动协同决策向更加便利的方向发展。二是更加社会化，随着互联网参与对象增加、参与工具革新，大规模协同将会越来越普遍。借助互联网思维推进政府简政放权，推动政府机构间的信息共享，同时促使政府数据透明和开放，加强社会治理和监督。三是由分工前提下的合作走向协同前提下的分工，促进卫生领域在治理方面的协同思想发展，并建立一种以互惠和合作为主导的新模式。

健全医疗卫生健康合作机制，需要确立政府机构多元部门之间的协同边界。参与医疗卫生健康治理的政府机构之间的互动过程与结构,将对提升医疗卫生健康治理的效率产生影响。在细化政府机构分工的基础上提升协同效率,有效减少医疗卫生健康机构合作的交易费用(雅诺什·科尔奈等,2003;申屠正荣等,2012)。在医疗卫生健康治理中通过发挥政府作用的有益探索,将有为政府与有效市场有机地统一起来(赵大海等,2017),共同促进医疗卫生健康治理协同发展。通过深化医疗卫生健康治理中的合作机制,打破部门分治的局面,实现信息、技术、人员、物资等资源共享,是新形势下引领新发展、实现高质量发展的迫切需要。

首先,在新发展理念的引领下,在深化医疗改革破解体制机制问题上做出表率,绩效考核是推进卫生改革政策深化和向医务人员传递卫生改革政策的重要一步。其次,积极落实国家"十四五"规划编制,充分发挥区域一体化的作用,如京津冀一体化的模范带头作用,利用人才优势促进公共服务动态建设。再次,深化"放管服",积极提高医院服务质量及效率,实现医院管理的高质量发展。推进医疗联合体建设,提高三级公立医院基本医疗服务能力。最后,从关注改革成本到关注改革红利,利用大数据在医院管理中的应用。有效加强全面监督,确保日常监督和年度绩效考核相结合,共同推动公立医院的改革和发展。

二 深化不同医疗机构间的合作互助机制

1. 引导患者基层就医,充分利用基层医疗机构的医疗资源

一方面,二、三级医疗机构门诊数量增加,势必同时伴随基层医疗机构就诊量下降、收入降低的现象;另一方面,采取合理的方式控制门诊药费的增长可以控制医疗机构业务收入的快速增长。可以通过慢病分流,促进慢病患者优先选择社区或者基层医疗机构取药,减少大医院的药品费用,同时可以扩大基层药品种类或者采取慢病药品长处方的措施,使得慢病患者能够在基层取到相应的药品。患者分流后,不仅能够减少次均药品费用,同时也减弱了二、三级医院增开门诊诊室的动力。

2. 深化医疗机构间的合作,发展基层医疗机构力量

发展基层医疗机构力量,一方面是方便患者、提升健康获得感的切实需求;另一方面也是在整体上控制医疗费用的重要途径。可以看到近几年随着医疗机构间的合作加深,基层医院自身水平的确有了较大进步,业务收入尤其是门诊收入迅速增加。随着医疗机构间合作的进一步深化,基层

医院医疗水平的进一步提高，可以预见未来会有更多的患者选择留在家门口看病、住院。因此发展基层医疗机构不仅方便了患者，也自然地走稳了分级诊疗的一步，更在整体上控制了医疗费用的增长（张羽等，2014）。应鼓励医疗机构间的深度合作，采用合作共建、托管等多种形式，推动优质医疗资源下沉，如推进优质人才、重要设备资源的下沉。应采用多种方式鼓励、激励城区优秀医生服务基层医院，基层医院也应加强人才的深度培养，将合作的技术重点由门诊向住院科室过渡。

3. 加大对二、三级医疗机构门诊诊室开设的管理和对专科医院耗材使用的监管

二、三级医疗机构门诊收入增长迅速，已成为医院收入的主要来源。二、三级医疗机构由于自身医疗水平相对较高，本身就存在虹吸现象，容易吸引患者，若再加上诱导需求，则更不利于医疗收入的控制。在现有的医疗机构管理规定中，对于医院内部门诊诊室的开设并没有明确的管理与规定，因此对于二、三级医疗机构门诊诊室的开设，应加大管理。一方面结合刚性的医疗需求，满足患者的就诊需要；另一方面应管控数量，避免诊室数量的盲目增加。

4. 重点监管大型医疗机构的医疗费用水平及结构

郊区医疗机构正处在快速发展的上升期，由于其基数小、服务空间大，发展壮大其规模在总体上有利于医疗费用的控制。而城区一些重点的医疗机构基数大，发展速度也不低，这些体量较大的医院应该成为费用控制的重点。因此在制定医疗费用控制目标时，应根据其发展目标对控费目标进行区分。可以鼓励郊区医院的发展，适当放宽其医疗费用控制的目标，严格管理大型医疗机构的发展（邓国营等，2013），警惕避免通过医联体、专科联盟、公私合营（PPP）等形式变相增加门诊及床位，设置相对严格的费用控制目标，并对医院重点科室疾病的诊次、住院和门诊费用进行监控。

三 促进公立医院治理体系和治理能力现代化

1. 医院服务优质全面化

国务院办公厅发布的《关于加强三级公立医院绩效考核工作的意见》（国办发〔2019〕4号）坚持"公益性导向原则"，一方面加强卫健委的满意度平台建设，充分运用绩效考核结果，通过结果分析与反馈建立动态

评价机制。既要将绩效考核结果作为之后发展规划、财政投入、政策调整的重要依据，也要深入研究绩效考核体系，运用动态考核方法，提升满意度导向。另一方面加强医院自身平台的建设，培养医院"以患者为中心"的整体文化，注重对医院职工"一切以患者为中心"理念的培训，同时采取义诊、公众健康讲座等多种形式，不断加强公立医院公益性宣传。通过公立医院的绩效动态评价，不断促进医疗服务的优质化、全面化。推动公立医院从扩张性发展模式向质量高效发展模式转变，从扩张性行政管理向全方位综合绩效管理转变。公立医院绩效管理部门要提高绩效评价分析研判能力，为医院决策和精细化管理提供科学依据。中共中央办公厅印发《关于加强公立医院党的建设工作的意见》（中办发〔2018〕35号）明确公立医院实行党委领导下的院长负责制，发扬党的政治优势，提高医院管理团队的使命感，完善聘任制和培养教育制度，推动公立医院领导人员职业化发展。相关职能部门要坚持从制度化、规范化、标准化入手，通过绩效评价及时发现和解决管理中存在的问题，促进医院服务优质全面化（李玲，2011；克莱顿·克里斯坦森等，2015）。通过绩效动态评价促进市属医院强化责任意识，切实加强管理，完善内部绩效考核制度，充分激励医务人员，使医院内部绩效指标与医疗改革政策的方向相一致（赵曼，2009；张鹭鹭等，2011）。

2. 医院目标清晰具体化

把握绩效考核公益性方向，采取有效措施让广大职工充分认识到绩效考核的重要性（曹永福等，2011；蔡滨等，2013）。建立工作台账，做到有过程记录，留管理痕迹，实现结果可对比、过程可追溯，确定年度目标与远期目标，制定完善改进措施并抓好整改落实，真正把医院的基础管理工作抓紧抓实（赵苗苗等，2011）。在设定公立医院绩效管理目标时，首先，开展事前绩效评估和预算分析，对医疗设备、实验室设备、总务后勤设备等分类组织专家论证，通过成本核算确定预算资金投入，并将分析结果作为制定绩效考核目标的依据，以确定高质量、低成本的绩效目标，提升绩效考核的准确性。其次，在实现绩效目标的过程中，公立医院通过预算管理确定月、季度资金配置状况及使用额度，安排合理的项目实施进度，为事中绩效考核提供依据。最后，在事后绩效评价时，结合全面预算绩效管理思想，公立医院考核评价实际成本和结果，对照绩效目标开展问责。绩效考核贯穿于实现目标的全过程中，将全面预算绩效管理融入绩考核中，使得绩效目标设定、绩效监控实施、绩效成果考核更加科学、高效、准确。

3. 医院管理科学精细化

推动医院内部实施流程的精细化管理（方振邦等，2017），同时在医院进行多种形式的培训，转变为"以患者为中心"的精益导向型管理形态。通过逐步增强对财政资金合理使用的管控力度，强化设备购置、信息化建设等项目的"事前评估、事中监控、事后评价"，提高资产使用效率，提升医院财政资金管理水平，推动由绩效考核向全面预算绩效管理的转变。同时，在规范医生行为和影响医务人员的行为等方面，加强医院内部管理和业绩指标严格控制（岳公正等，2006）。《关于加强公立医院运营管理的指导意见》（国卫财务发〔2020〕27号）要求公立医院以全面预算管理和业务流程管理为核心，利用全成本管理和绩效管理，对内部运营各环节人、财、物等资源进行科学配置、精细管理。公立医院需要提升资源配置效率和运营管理效益，减少不必要的消耗，解放医生劳动力。激励公立医院人员树立责任意识，承担公立医院社会责任，促进公立医院高质量发展。借助服务细化减轻医生工作负担，落实公立医院薪酬制度改革政策，提高医生福利薪酬水平。将"互联网＋医疗"的发展方向落实于医生群体，按照服务医生、解放医生、重新定义医生的方向和路径循序渐进。为医生配备助手提供支持性服务，减轻医生非医疗事务的工作负荷。将更多先进技术运用到医疗领域，让医生回归诊疗服务，通过提高医生效率减轻其工作负担。绩效考核指标越科学合理，医疗支出控制就越有效，医院规章制度可以直接影响医务人员的诊断和治疗活动。

4. 医院运行规范效率化

进行深入调研分析以达到医院管理治理效能的最大化和最优化（科纳贝戴安，2007）。一方面，建立关键岗位发展人才库，制定职业发展计划和年度检查评估制度，保障公平晋升的机会。公立医院优化管理团队分工与职能，建设一种相互制约、相互监督的管理业务组织形式。另一方面，选择变革型或民主型领导风格的管理者，营造创新型或支持型的文化氛围，提高员工的认同感。随着医药分开等综合改革的推进，实现医院动态监督。各医院要加强运营分析和经营风险防控力度，提升成本管控能力，提高资源利用效率，确保医院健康、可持续发展（王文娟，2017）。提高医院运转效率，减少药品和耗材费用。医院运转效率，尤其是病床周转次数、病床使用率与药品费用对医疗机构业务收入有较大影响。因此提高医院运转效率，减少药品费用在一定程度上影响医疗机构业务收入。但值得注意的是，并不能盲目地以提高效率降低费用为目标而忽略了医疗服务质量，避免出现分解诊次的现象。想要实现预计的费用增长目标，需要同时进行支付方式的改革和医院的内部管控。改革医保支付方式（吴小平，1998；冯英等，2008），完善医生的激励机制，加强医院内部管控。医师的工作效率对于医疗机构业务收入有正向作用，病床周转次数以及平均每名医师年负担住院床日的增加，都会使业务收入增加，这是由于医保支付方式的错误激励导致的，按项目付费会使得医生多做项目来获得收入（约斯特，2011；张林，2017）。因此要想改变这样的情况，可以采用总额预付制或者全病种的疾病诊断相关分组付费的方式来约束医生行为，同时通过规范临床路径来确保医疗服务质量（俞卫，2013）。

第三节　研究创新

一　理论创新

第一，首次探究了中国情境下协同治理能力对公共组织绩效的影响和内在影响机制，一方面验证了协同治理目标战略能力、协同技术资源能力对公共组织绩效的直接影响，另一方面进一步深入探究了协同治理能力与公共组织绩效之间复杂的作用机制，研究发现协同制度建设能力、协同文化建设能力在协同治理目标战略能力、协同技术资源能力对公共组织绩效的影响中发挥显著的中介作用，对于丰富协同治理研究、优化动态竞争环境中提高公共组织绩效具有较强的理论意义。第二，拓展了协同治理能力在医疗服务这个公共管理领域的研究场域，为发展公共管理的协同治理理论贡献来自中国医疗组织的经验证据，为探索中国特色的医疗卫生协同治理理论提供了有价值的参考。第三，我国医疗卫生体系和服务能力建设的协同治理研究已经突破了医疗卫生领域的范围，演变为社会系统性问题，本书运用政策文献分析、扎根理论研究、案例研究法、结构方程模型、定性比较分析等方法，为挖掘协同治理能力奠定方法基础。

二　实践创新

第一，突出中国特色，力图完善中国特色医疗卫生治理理论，推动相关治理实践。深入探究协同治理能力对公共组织绩效的影响，着力优化服务体系，创新体制机制，建立健全全民健康制度体系。第二，为政府多目标决策提出政策建议。研究协同治理能力对医疗组织绩效的影响因素，有利于符合卫生服务质量发展要求和未来方向，促进卫生服务可持续性发展的制度体系。第三，本书中我国医疗卫生体系和服务能力建设中协同的价值创造是基础，协同治理是手段，提升我国医疗组织运行效率是目的。研究将协同治理理论与我国医疗卫生体系绩效提升相结合，创新性地提出协同治理能力对公共组织绩效的影响机制。

第四节 研究不足与展望

本书存在一些研究局限。首先，未来可以细分不同工作环境和不同工作内容对研究结论的影响。其次，本书的研究数据为横截面数据，没有考虑员工在不同职业发展阶段研究结论是否会有不同。最后，可进一步探索采用实验设计或纵向研究不同时期的协同治理能力对公共组织绩效的影响，在测量组织协同治理能力之后，间隔一段时间再进行评估。

协同治理能力的提升是一个不断探索优化和总结的循环过程。目前，在医院管理中心内部，公立医院绩效考核主要由组织与人力资源处负责，全面预算绩效管理由财务处主导推进，两个部门既需要高效配合，也应明确权责划分，如此才能实现全面预算绩效管理与绩效考核的结合。然而，组织与人力资源处和财务处间的协同仍存在较大提升空间，在考核指标设定、考核结果运用、预算编制等方面需要进一步加强，如何实现医院管理中心内部部门的协同仍然有待研究。另外，公立医院绩效考核的上级主管部门包含医院管理中心、卫生健康委员会，同时，还需回应财政部门推进全面预算绩效管理的要求。公立医院主管部门在公立医院绩效考核中的协同还存在诸多问题，未来如何提升协同水平仍有待研究。

提升协同治理能力的目的在于最大化业务流程中的效益和效率，今后会在以下几个方面继续探索。第一，将精益化的绩效动态评价融入医院日常管理中，深入医院业务、管理流程的各个方面，这是一个不断探索优化和总结的循环过程，为提升政府治理效能提供新的证据和思路。第二，在新发展理念的引领下，通过绩效评价来引导公益性（李玲，2010；王双彪，2012），通过绩效考核切实改进医疗服务，完善服务流程，规范诊断和治疗行为，合理用药，提高患者就医意识，确保医疗改革政策不受限制、不受干扰地实施（俞炳匡等，2008；赵德余，2012）。在深化医疗改革破解体制机制问题方面做出表率，使绩效评估成为推动深化卫生改革和向医院及医务人员传递政策的重要工具。第三，围绕三方关系实现供给者剩余控制权与剩余索取权的统一（余晖，2014）。通过绩效动态评价引导要素分配机制更加合理，一方面激发"系统收益"，另一方面推动实现外部性的内部化，为调整和优化各参与主体的动机和行为提供新的共同利益基础，进而提升我国医疗卫生治理体系效能。第四，通过绩效动态评价促进整合型医疗卫生服务体系的完善，推动健康服务向质量效益提升的绿色集约式发展（刘民权等，2010），提升治理效能。最后，通过绩效动态评价以工匠精神提升医疗服务，传递市场信任，实现医疗服务高质量发展，使医疗卫生服务既符合从经验医疗阶段向精准医疗阶段过渡的发展趋势，又适应我国经济社会发展的现实水平。

参考文献

［美］艾维瓦·罗恩、谢尼亚·舍尔·阿德龙编：《医疗保障政策创新》，王金龙译，中国劳动社会保障出版社2004年版。

［美］爱德华多·波特：《一切皆有价》，中信出版社2011年版。

［美］彼得·戴蒙德，汉努·瓦蒂艾宁：《行为经济学及其应用》，贺京同等译，中国人民大学出版社2011年版。

卜胜娟、熊季霞：《公立医院绩效评价体系分析及建议》，《中国卫生事业管理》2014年第6期。

蔡滨、徐敏薇、张莹：《博弈论视角下公立医院回归公益性改革研究》，《医学与哲学》2013年第2期。

蔡媛青、王文娟、欧阳雁玲：《社会网络和组织协同创新——基于北京市H医院的案例》，《中国软科学学术年会论文集》2017年第1期。

蔡媛青、张红文、王文娟：《我国医疗卫生服务模式的变迁及优化路径》，《行政管理改革》2018年第12期。

蔡媛青、郑函、王文娟：《基于协同理论的公立医院全面预算绩效管理实证研究》，《中国卫生经济》2020年第9期。

曹琦、崔兆涵：《我国医联体协同关系的构建和完善——制度约束和策略选择》，《中国卫生政策研究》2021年第6期。

曹琦、王虎峰：《美国新医改：根由、路径及实质》，《中共中央党校学报》2010年第3期。

曹永福、陈晓阳：《公立医院回归公益性的体制难题及政策建议》，《山东大学学报（哲学社会科学版）》2011年第1期。

［美］查尔斯·肯尼：《医改传奇：从经典到精益：讲述美国弗吉尼亚梅森医院追求完美患者体验的精彩故事》，李建军、高钧、阎少华、周

宁译，人民军医出版社 2014 年版。

陈斌、刘侃、胡世辉：《协同学理论在公立医院改革中的应用探讨》，《医学与社会》2011 年第 12 期。

陈飞燕、张连云、杨文秀等：《基层医疗卫生服务体系建设现状分析》，《中国医院管理》2013 年第 3 期。

陈国权、周为：《领导行为、组织学习能力与组织绩效关系研究》，《科研管理》2009 年第 5 期。

陈瀚钰、夏景林、薛迪等：《上海市公立医院集团化改革的 SWOT 分析》，《中华医院管理杂志》2009 年第 10 期。

陈丽、姚岚、舒展：《中国基本公共卫生服务均等化现状、问题及对策》，《中国公共卫生》2012 年第 2 期。

陈梅、刘忠、陈国英等：《基于 Apriori 算法的超标医疗费用关联规则挖掘》，《中国卫生经济》2013 年第 10 期。

陈小嫦：《基层医疗卫生服务体系卫生资源配置的若干思考》，《中国卫生事业管理》2012 年第 6 期。

陈钊、刘晓峰、汪汇：《服务价格市场化：中国医疗卫生体制改革的未尽之路》，《管理世界》2008 年第 8 期。

崔爽、杨九龙、李中帅等：《公立医院绩效评价研究——公立医院绩效评价的方法与指标体系》，《中国卫生经济》2008 年第 2 期。

崔兆涵、王虎峰：《紧密型医联体是否可以持续运行：一个交易费用经济学分析框架》，《中国卫生经济》2019 年第 10 期。

代涛、白冰、陈瑶等：《基本药物制度实施效果评价研究综述》，《中国卫生政策研究》2013 年第 4 期。

[美] 戴维·奥斯本、特德·盖布勒：《改革政府：企业精神如何改革着公营部门》，周敦仁等译，上海译文出版社 1996 年版。

邓国营、窦晨彬、龚勤林：《医疗机构性质、医疗费用与服务质量》，《经济评论》2013 年第 1 期。

刁莉、高玉芳：《过渡中的俄罗斯社会保障制度解析》，《经济社会体制比较》2003 年第 4 期。

丁锦希、罗茜玮：《日本创新药物定价机制评价及对我国的启示》，《价格理论与实践》2010 年第 5 期。

杜创：《动态激励与最优医保支付方式》，《经济研究》2017 年第

11期。

杜书伟：《公立医院绩效考核与管理研究探析》，《中国卫生经济》2010年第3期。

樊鹏：《公共服务体系"非公化"须谨慎——基于德国医院体系改革成效的经验分析》，《经济社会体制比较》2013年第3期。

范桂高、李国鸿：《1975—1996年加拿大医疗保健开支采用公私混合制的决定因素》，《国外医学（卫生经济分册）》2004年第3期。

范玉成、顾星、刘淮虎：《基于区域卫生信息平台的健康管理协同模式分析》，《中国卫生资源》2011年第5期。

方易：《英国医疗保健领域中的公私伙伴关系：模式检视与政策启示》，《中国行政管理》2016年第6期。

方振邦、黄玉玲、蔡媛青等：《公立医院绩效评价体系创新研究》，《中国卫生人才》2017年第2期。

冯英、聂文倩：《外国的医疗保障》，中国社会科学出版社2008年版。

［美］弗朗西斯·福山：《政治秩序的起源》，毛俊杰译，广西师范大学出版社2014年版。

［美］盖伊·彼得斯：《美国的公共政策：承诺与执行》，复旦大学出版社2008年版。

［美］盖伊·彼得斯：《政府未来的治理模式》，吴爱明、夏宏图译，中国人民大学出版社2017年版。

高芳英：《社会价值冲突：以美国医改为视角》，《国外社会科学》2012年第4期。

高连克：《德国医疗保障制度变迁及其启示》，《社会科学辑刊》2005年第6期。

高明非：《俄罗斯医疗保健制度改革》，《世界经济与政治》1997第5期。

葛延风、贡森等：《中国医改：问题·根源·出路》，中国发展出版社2007年版。

龚文君：《英国NHS制度的理念嬗变及对我国新医改的启示》，《当代经济管理》2012年第9期。

顾海、刘曦言：《多元主体视角下远程医疗协同监管体系构建》，《卫生经济研究》2019年第11期。

顾昕：《"健康中国"战略中基本卫生保健的治理创新》，《中国社会科学》2019 年第 12 期。

顾昕：《全民健康保险与公立医院的公益性：加拿大经验对中国新医改的启示》，《中国行政管理》2011 第 11 期。

顾昕：《走向全民医保：中国新医改的战略与战术》，中国劳动社会保障出版社 2008 年版。

顾亚明：《医改红利的制度创新和社会治理——日本经验的启示》，浙江大学出版社 2015 年版。

[日] 广井良典、沈洁主编：《中国·日本社会保障制度的比较与借鉴》，中国劳动社会保障出版社 2009 年版。

郭小沙：《德国医疗卫生体制改革及欧美医疗保障体制比较——对中国建立全面医疗保障体制的借鉴意义》，《德国研究》2007 年第 3 期。

国家行政学院经济学教研部：《中国供给侧结构性改革》，人民出版社 2016 年版。

韩子荣：《中国城乡卫生服务公平性研究》，中国社会科学出版社 2009 年版。

何莎莎、陈羲、冯占春：《基于三角模糊层次分析法的基本公共卫生服务均等化效果评价研究》，《中国卫生经济》2012 年第 7 期。

何子英、邱越、郁建兴：《"有管理的竞争"在破除医疗保险区域碎片化中的作用——德国经验及其对中国的借鉴》，《浙江社会科学》2017 年第 12 期。

贺红权、刘伟、吕红：《医药卫生体制改革主流理论演进及启示》，《重庆大学学报（社会科学版）》2012 年第 1 期。

贺小林、梁鸿：《巩固基层医疗卫生服务体系建设成果：基于公共政策理论的逻辑思考》，《中国卫生资源》2012 年第 6 期。

侯佳乐、马进：《中国医药卫生体制改革的主要政策分析》，《上海交通大学学报（医学版）》2013 年第 6 期。

胡爱平、王明叶：《管理式医疗：美国的医疗服务与医疗保险》，高等教育出版社 2010 年版。

黄崑、王文娟、徐程：《社会网络分析在卫生领域的应用》，《公共管理与政策评论》2019 年第 1 期。

黄万丁、李珍：《日本护理保险制度的理念得失及其对中国的启示》，

《现代日本经济》2016 年第 3 期。

季丽新：《公平视角下加拿大医疗卫生政策剖析》，《山东社会科学》2012 年第 11 期。

姜虹：《协同信息筑建医联体之基》，《中国医院院长》2013 年第 10 期。

蒋文峰、王文娟：《从供给侧结构性改革看我国"看病难"与"看病贵"的解决策略》，《求实》2017 年第 8 期。

蒋岩、刘国祥：《基本药物制度对县级医疗机构经济运营的影响研究》，《中国卫生经济》2013 年第 8 期。

［美］杰里·W. 吉雷、安·梅楚尼奇、Jerry W. G. 等：《组织学习、绩效与变革：战略人力资源开发导论》，康青译，中国人民大学出版社 2005 年版。

解亚红：《西方国家医疗卫生改革的五大趋势——以英国、美国和德国为例》，《中国行政管理》2006 年第 5 期。

解亚红：《走向整合——中国城市社区卫生服务创新探索》，中国社会出版社 2008 年版。

［美］科纳贝戴安：《医疗质量评估与监测》，李岩译，北京大学医学出版社 2007 年版。

蓝志勇、胡税根：《中国政府绩效评估：理论与实践》，《政治学研究》2008 年第 3 期。

李斌：《深化医药卫生体制改革》，《求是》2013 年第 23 期。

李国红：《新医改形势下医院绩效评价的探讨——兼论美国"最好的医院"给我们的启示》，《中国医院管理》2009 年第 10 期。

李玲、陈秋霖、张维等：《公立医院的公益性及其保障措施》，《中国卫生政策研究》2010 年第 5 期。

李玲、傅虹桥、胡钰曦：《从国家治理视角看实施健康中国战略》，《中国卫生经济》2018 年第 1 期。

李玲：《健康强国：李玲话医改》，北京大学出版社 2010 年版。

李玲：《新医改形势下的公立医院改革思考》，《医院院长论坛》2011 年第 1 期。

李少冬、仲伟俊：《中国医疗服务公平与效率问题的实证研究》，《管理世界》2006 年第 5 期。

李为民、张文燕:《区域协同保障无缝医疗》,《中国医院院长》2011年第1期。

李妍嫣、袁祥飞:《主要发达国家医疗卫生体制模式比较及启示——以英国、美国和德国为例》,《价格理论与实践》2009年第5期。

李银才、赵梅兰、谢书梅:《交易费用理论与卫生政策》,《卫生经济研究》2002年第2期。

梁万年:《让医保成为"三医联动"的"发动机"》,《中国卫生》2017年第1期。

廖新波:《医改,正在进行时》,广东人民出版社2011年版。

林相森:《我国医疗服务领域的效率与公平研究》,经济科学出版社2016年版。

刘朝杰:《全民医疗保障制度的挑战:澳大利亚卫生体制的启示》,人民卫生出版社2009年版。

刘军民:《中国医改相关政策研究》,经济科学出版社2012年版。

刘兰剑:《网络能力、网络地位与创新绩效——产业控制力来源的另一个视角》,《科研管理》2014年第12期。

刘丽杭:《国际社会健康治理的理念与实践》,《中国卫生政策研究》2015年第8期。

刘民权、顾昕、王曲:《健康的价值与健康不平等》,中国人民大学出版社2010年版。

刘晓梅、楚廷勇:《日本社会医疗保险全覆盖的经验——兼评我国的医改方案》,《探索与争鸣》2010年第7期。

吕孝礼、朱宪、徐浩:《公共管理视角下的中国危机管理研究（2012—2016）:进展与反思》,《公共行政评论》2019年第1期。

[美]罗伯特·K.殷:《案例研究:设计与方法（中文第2版）》,周海涛、李永贤、李虔译,重庆大学出版社2010年版。

[美]罗伯特·S.卡普兰、戴维·P.诺顿:《组织协同》,博意门咨询公司译,商务印书馆2010年版。

[美]罗伯特·阿格拉诺夫、迈克尔·麦圭尔:《协作性公共管理:地方政府新战略》,李玲玲、鄞益奋译,北京大学出版社2007年版。

[美]罗纳德·哈里·科斯、王宁:《变革中国:市场经济的中国之路》,徐尧、李哲民译,中信出版社2013年版。

参考文献

罗晓华：《集体经济扶持、交易费用节约与农村合作医疗——广州市番禺区农村合作医疗的历史经验》，《南方农村》2012年第6期。

马国贤、任晓辉：《全面实施绩效管理：理论、制度与顶层设计》，《中国行政管理》2018年第4期。

［美］马克·格雷班：《精益医院：世界最佳医院管理实践》，张国萍等译，机械工业出版社2011年版。

［德］马克思：《资本论（全3册）》，郭大力、王亚南译，上海三联出版社2009年版。

马雪松：《结构、资源、主体：基本公共服务协同治理》，《中国行政管理》2016年第7期。

毛振华、王健、毛宗福等：《加快发展中国特色的健康经济学》，《管理世界》2020年第2期。

倪星、李佳源：《政府绩效的公众主观评价模式：有效，抑或无效？——关于公众主观评价效度争议述评》，《中国人民大学学报》2010年第4期。

宁德斌、杜颖：《医疗卫生服务竞争性供给与中国医改》，《安徽大学学报（哲学社会科学版）》2014年第4期。

宁晶、顾昕：《供给侧制度竞争能否抑制医疗费用上涨？》，《财经问题研究》2018年第6期。

欧阳雁玲、蔡媛青、王文娟：《非营利组织文化对组织创新的作用机理研究——基于QCA的实证分析》，《科学学研究》2019年第12期。

彭颖、李潇骁、王海银等：《澳大利亚公立医院服务价格管理经验及启示》，《中国卫生资源》2017年第3期。

［美］皮特·纽曼：《新帕尔格雷夫法经济学大辞典》，许明月译，法律出版社2003年版。

齐亚强：《收入不平等与健康》，知识产权出版社2012年版。

邱虹、杨宇：《基本公共卫生服务均等化的问题及对策——对云南省公共卫生服务系统的调查与分析》，《财政研究》2012年第5期。

申屠正荣、马伟杭、傅文军等：《当前医疗费用增长与社会经济发展水平的比较》，《卫生经济研究》2012年第12期。

沈洁：《日本社会保障制度的发展》，中国劳动社会保障出版社2004年版。

史慧玲、贾康：《多角度创新发力推进供给侧改革持续深入进行》，《中国政协》2017年第8期。

［美］斯蒂芬·罗宾斯、玛丽·库尔特：《管理学》，刘刚、程熙镕、梁晗等译，中国人民大学出版社2017年版。

苏海军、姚岚：《美国公共卫生绩效评价的发展及经验启示》，《中国卫生经济》2010年第11期。

隋学礼：《互助原则还是竞争机制？——艰难的德国医疗制度改革》，《经济社会体制比较》2012年第4期。

孙志刚：《加快创新驱动，持续深化医改》，《宏观经济管理》2013年第2期。

孙中海、孙卫、王继伟：《区域协同医疗服务新模式的探讨》，《中国卫生质量管理》2010年第4期。

唐钧、李军：《健康社会学视角下的整体健康观和健康管理》，《中国社会科学》2019年第8期。

唐晓东：《新医改下公立医院加强绩效管理的探讨》，《中国医院管理》2010年第1期。

童伟、庄岩：《俄罗斯医疗保障制度的启示与借鉴》，《中央财经大学学报》2014年第10期。

王虎峰：《国际非营利医疗机构发展概述》，《国外社会科学》2009年第2期。

王虎峰：《中国新医改：现实与出路》，人民出版社2012年版。

王萍、李丽军：《医疗费用增长与控制政策研究》，《宏观经济研究》2013年第4期。

王清：《政府部门间为何合作：政绩共容体的分析框架》，《中国行政管理》2018年第7期。

王绍光、胡鞍钢：《中国国家能力报告》，辽宁人民出版社1993年版。

王双彪：《新医改背景下我国公立医院回归公益性研究述评》，《南京医科大学学报（社会科学版）》2012年第4期。

王文娟、蔡媛青、欧阳雁玲：《三级医院与社区卫生中心合作效率研究：源于新结构经济学视角》，《广东社会科学》2017年第5期。

王文娟、曹向阳：《增加医疗资源供给能否解决"看病贵"问题？——基于中国省际面板数据的分析》，《管理世界》2016年第6期。

王文娟、付敏：《"健康中国"战略下医疗服务供给方式研究》，《中国行政管理》2016年第6期。

王文娟、王季冬：《过度医疗与转诊制：一个排队论下的博弈模型》，《管理科学学报》2019年第2期。

王文娟：《我国新医改背景下的医疗服务公平研究》，《中国人民大学学报》2016年第2期。

王文娟：《医改新出路——重新定义医疗服务市场》，北京大学出版社2017年版。

王星、葛梦磊：《在市场化与福利化之间——俄罗斯免费医疗体制反思及其启示》，《学术研究》2014年第6期。

王旭初：《医疗费用不合理增长的因素分析与思考》，《医院管理论坛》2012年第5期。

王有强、蔡媛青、李海明：《互联网时代医疗服务供给的合作模式探究：基于信任理论的视角》，《中国行政管理》2020年第5期。

王有强、李海明、王文娟：《卫生体系和服务能力现代化的实现路径：基于协同治理视角》，《中国行政管理》2017年第4期。

王有强、叶岚、吴国庆：《协同治理：杭州"上城经验"》，清华大学出版社2015年版。

［美］维克托·R.福克斯：《谁将生存？健康、经济学和社会选择》，罗汉等译，上海人民出版社2012年版。

乌日图：《医疗保障制度国际比较》，化学工业出版社2003年版。

吴传俭：《公平与卓越：英国卡梅伦政府医改之路》，科学出版社2013年版。

吴建南、阎波：《谁是"最佳"的价值判断者：区县政府绩效评价机制的利益相关主体分析》，《管理评论》2006年第4期。

吴明隆：《结构方程模型——AMOS的操作与应用（第2版）》，重庆大学出版社2010年版。

吴小平：《国民皆保险：日本等亚欧美十二国社会保障制度纵横》，中国金融出版社1998年版。

伍琳、陈永法：《澳大利亚专利药价格谈判管理经验及其对我国的启示》，《价格理论与实践》，2017年第3期。

谢明均、谢钢、张毅：《构建区域协同医疗服务模式的探讨》，《现代医院管理》2011年第3期。

徐开林、王以坤、刘晓萍：《大型公立医院建设区域医疗协同体系的实践与探索》，《中国医院管理》2017年第4期。

徐揆、徐永胜：《试论竞争性医疗服务供给》，《财政研究》2007年第8期。

薛澜：《科学在公共决策中的作用——聚焦公共卫生事件中的风险研判机制》，《科学学研究》2020年第3期。

雅诺什·科尔奈、翁笙和：《转轨中的福利、选择和一致性：东欧国家卫生部门改革》，中信出版社2003年版。

[英]亚当·斯密：《国富论：国民财富的性质和起因的研究》，谢祖钧、孟晋、盛之译，中南大学出版社2004年版。

[英]亚历山大·S.普力克、阿普里尔·哈丁：《卫生服务提供体系创新：公立医院法人化》，李卫平、王云屏、宋大平译，中国人民大学出版社2011年版。

杨红燕、吕幸、张浩：《英国NHS最新医改政策评析》，《湖北社会科学》2015年第10期。

叶大凤：《协同治理：政策冲突治理模式的新探索》，《管理世界》2015年第6期。

应可满、王继伟、许树根：《军民融合区域协同医疗信息化平台的建设与应用》，《中国医院管理》2011年第5期。

于贞杰、孟庆跃、涂诗意等：《公共卫生服务中交易费用的测算及影响因素分析》，《中国卫生经济》2007年第6期。

余晖：《一个独立智库笔下的新医改》，中国财富出版社2014年版。

俞炳匡、赵银华：《医疗改革的经济学》，中信出版社2008年版。

俞卫：《国际社会保障动态：全民医疗保障体系建设》，上海人民出版社2013年版。

虞谷民：《政府与社会公益组织协同机制探析》，《党政论坛》2012年第8期。

[美]约翰·罗尔斯：《正义论》，何怀宏、何包钢、廖申白译，中国社会科学出版社2001年版。

[英]约翰·沃利、约翰·怀特、约翰·赫布利：《发展中国家改善公共卫生指南》，谢亚红、张炎、纪颖译，北京大学出版社2009年版。

［美］约瑟夫·斯蒂格利茨：《斯蒂格利茨经济学文集第二卷 信息经济学：应用》，纪沫、陈佳、刘海燕译，中国金融出版社2007年版。

［美］约斯特：《医疗保障支付范围决策：国际比较研究》，中国劳动社会保障出版社2011年版。

岳公正、杨燕绥：《医疗服务治理、医疗行业监管与政府责任》，《中国医院管理》2006年版。

岳鹄、张宗益、朱怀念：《创新主体差异性、双元组织学习与开放式创新绩效》，《管理学报》2018年第1期。

［美］詹姆斯·亨德森：《健康经济学》，向运华、钟建威、季华璐、颜韬译，人民邮电出版社2008年版。

张桂林、李长明：《德国与日本的医疗保障制度改革》，《经济管理》2001年第17期。

张绘、于环：《政府初级医疗卫生服务体系政府事权与支出责任划分——以联邦政府为主体的澳大利亚管理体制》，《经济研究参考》2017年第58期。

张静、崔兆涵、王虎峰：《"三医"联动视角下的医疗服务价格动态调整》，《中国卫生经济》2018年第1期。

张康之：《分析社会及其治理的分工—协作体制》，《国家行政学院学报》2016年第6期。

张林：《医保悖论与中国医疗体制改革》，《民主与科学》2017年第4期。

张录法：《新医改短期内缓解"看病贵"的效果预期及初步验证》，《浙江学刊》2012年第1期。

张鹭鹭、马玉琴：《中国医疗卫生体制改革循证决策研究：基于(1+n) HDS复杂模型体系》，科学出版社2011年版。

张罗漫、张鹭鹭、胡善联等：《论医院医疗服务供给的效率与公平》，《中华医院管理杂志》2000年第5期。

张茅：《深化医药卫生体制改革 促进卫生事业科学发展》，《求是》2012年第15期。

张维：《美国医改的政治经济分析——历史视角兼论对中国医改的启示》，《政治经济学评论》2016年第1期。

张五常：《经济解释卷2：神州增订版，收入与成本：供应的行为、上篇》，中信出版社 2011 年版。

张新平、王洪涛、唐玉清等：《国家基本药物制度政策回顾研究》，《医学与社会》2012 年第 9 期。

张羽、张晓芬：《我国医疗费用不合理上升的原因探析——基于信息不对称视角》，《科技与企业》2014 年第 1 期。

赵大海、陆露露：《政府与市场：英美两国基层医疗卫生系统改革进程对我国的启示》，《浙江大学学报（人文社会科学版）》2017 年第 4 期。

赵棣：《困境与未来：中国公立医院的改革之路》，科学出版社 2011 年版。

赵曼、潘常刚：《医疗保障制度改革 30 年的评估与展望》，《财经研究》2009 年第 2 期。

赵苗苗、吴群红、滕百军等：《国外医院绩效评价的比较分析与对我国的启示》，《中国卫生经济》2011 年第 8 期。

赵永生：《日本国民皆保险研究》，中国劳动社会保障出版社 2013 年版。

赵德余：《政策制定中多源流因素交互作用机制及其动态不稳定性——美国新一轮医疗卫生改革的经验》，《经济社会体制比较》2012 年第 4 期。

赵云：《新三医联动模式：全面深化医改的战略选择》，科学出版社 2015 年版。

郑方辉、费睿：《财政收入绩效评价：兑现减税降费政策目标的价值工具》，《中国社会科学》2019 年第 6 期。

郑方辉、李燕：《经济发展、社会公正与环境保护：基于政府整体绩效的视野——以 2008—2010 年广东省为例》，《公共管理学报》2013 年第 1 期。

郑万会、刘宪、张培林：《公立医院改革中微观卫生经济三角形联动机制探讨》，《卫生经济研究》2013 年第 4 期。

中国人民大学中国宏观经济分析与预测课题组、刘元春、刘晓光：《新常态迈向新阶段的中国宏观经济——2017—2018 年中国宏观经济分析与预测》，《经济理论与经济管理》2018 年第 2 期。

周博闻：《美国医疗保障制度公平性与效率性的关系演变分析》，《管理世界》2017 年第 8 期。

周国伟、吴群红、宁宁等:《公立医院院长绩效考核与评价研究》,《中国医院管理》2012年第4期。

周其仁:《病有所医当问谁:医改系列评论》,北京大学出版社2008年版。

周小梅:《基于交易成本视角分析医疗服务供给的市场与政府边界》,《中国经济问题》2010年第2期。

周小梅:《提升医疗服务业绩效的制度经济学分析》,中国社会科学出版社2009年版。

周雪光:《寻找中国国家治理的历史线索》,《中国社会科学》2019年第1期。

周雁翎:《公平、效率与经济增长:转型期中国卫生保健投资问题研究》,武汉出版社2003年版。

周毅:《德国医疗保障体制改革经验及启示》,《学习与探索》2012年第2期。

朱晨光、朱越浦:《医疗卫生机构公共卫生服务协同模式的构建》,《中国医院管理》2014年第8期。

朱金鹤、李放、崔登峰:《实现基本公共卫生服务均等化的国内外实践经验借鉴》,《中国卫生事业管理》2013年第2期。

庄晓惠:《俄罗斯转型期的社会政策与社会稳定》,《国外社会科学》2011年第1期。

Agranoff, R. and Mcguire, M., "Inside the Matrix: Integrating the Paradigms of Intergovernmental and Network Management", *International Journal of Public Administration*, Vol. 26, No. 12, 2003.

Agranoff, R., "Inside Collaborative Networks: Ten Lessons for Public Managers", *Public Administration Review*, Vol. 66, No. s1, 2006.

Alexander, J. A., Comfort, M. E. and Weiner, B. J., "Governance in Public-Private Community Health Partnerships: A Survey of the Community Care Network Demonstration Sites", *Nonprofit Management & Leadership*, Vol. 8, No. 4, 1998.

Ali, T. M., Bashir, T. and Kiani, A. K., "Assessment of Technological Capabilities of OIC Countries", *Science Technology & Society*, Vol. 20, No. 1, 2015.

Almond, G. A. and Powell, G. B., *Comparative Politics: A Developmental Approach*, Boston: Little Brown and Brothers, 1966.

Amirkhanyan, A. A., Meier, K. J., O'toole, L. J., et al., "Management and Performance in US Nursing Homes", *Journal of Public Administration Research and Theory*, Vol. 28, No. 1, 2018.

Andersen, L. B., Boesen, A. and Pedersen, L. H., "Performance in Public Organizations: Clarifying the Conceptual Space", *Public Administration Review*, Vol. 76, No. 6, 2016.

Andrews, R. and George, A. B., "Capacity, Leadership, And Organizational Performance: Testing the Black Box Model of Public Management", *Public Administration Review*, Vol. 70, No. 3, 2010.

Ann Shola Orloff, *The Politics of Pensions: A Comparative Analysis of Britain, Canada, and the United States, 1880 – 1940*, Madison Wisconsin: University of Wisconsin Press, 1993.

Ansell, C. and Gash, A., "Collaborative Governance in Theory and Practice", *Journal of Public Administration Research and Theory*, Vol. 18, No. 4, 2007.

Ansell, C. S., Rensen, E. and Torfing, J., "Improving Policy Implementation through Collaborative Policymaking", *Policy & Politics*, Vol. 45, No. 3, 2017.

Ansoff, H. I., "The Innovative Firm", *Long Range Planning*, Vol. 1, No. 2, 1968.

Arrow, K. J., "Uncertainty and the Welfare Economics of Medical Care", *American Economic Review*, Vol. 53, No. 5, 1963.

Barnard, C. I., *The Executive at Work*, Cambridge, Mass: Harvard University Press, 1951.

Batley, R. and George, L., *The Changing Role of Government: The Reform of Public Services in Developing Countries*, London: Palgrave Macmillan, 2004.

Blumenthal, D. and Hsiao, W., "Lessons from the East——China's Rapidly Evolving Health Care System", *The New England Journal of Medicine*, Vol. 372, No. 14, 2015.

Blumenthal, D. , Gokhale, M. , Campbell, E. G. , et al. , "Preparedness for Clinical Practice: Reports of Graduating Residents at Academic Health Centers", *The Journal of the American Medical Association*, Vol. 286, No. 9, 2001.

Bolland, J. M. and Wilson, J. V. , "Three Faces of Integrative Coordination: A Model of Interorganizational Relations in Community-Based Health and Human Services", *Health Services Research*, Vol. 29, No. 3, 1994.

Bryson, J. M. , Crosby, B. C. and Stone, M. M. , "The Design and Implementation of Cross-sector Collaborations: Propositions from the Literature", *Public Administration Review*, Vol. 66, No. s1, 2010.

Bryson, J. M. , "What to Do When Stakeholders Matter: Stakeholder Identification and Analysis Techniques", *Public Management Review*, Vol. 6, No. 1, 2004.

Burt, R. S. , "Structural Holes and Good Ideas", *American Journal of Sociology*, Vol. 110, No. 2, 2004.

Carlson, C. , *A Practical Guide to Collaborative Governance*, Portland, OR: Policy Consensus Initiative, 2007.

Carol, P. , Simon, B. and Denise, G. , "Competition and Quality: Evidence from the NHS Internal Market 1991 – 1999", *Economic Journal*, Vol. 118, No. 525, 2010.

Catherine, A. and Jerald, H. , *Organizations Working Together*, Newbury Park, CA: Sage Publications, 1993.

Chandra, A. , Finkelstein, A. , Sacarny, A. , et al. , "Health Care Exceptionalism? Performance and Allocation in the US Health Care Sector", *American Economic Review*, Vol. 106, No. 8, 2016.

Chen, B. and Graddy, R. A. , "The Effectiveness of Nonprofit Lead-organization Networks for Social Service Delivery", *Nonprofit Management & Leadership*, Vol. 20, No. 4, 2010.

Chen, C. J. and Huang, J. W. , "Strategic Human Resource Practices and Innovation Performance—The Mediating Role of Knowledge Management Capacity", *Journal of Business Research*, Vol. 62, No. 1, 2009.

Conner, T. W. , "Representation and Collaboration: Exploring the Role of

Shared Identity in the Collaborative Process", *Public Administration Review*, Vol. 76, No. 2, 2016.

Crosby, B. C. and Bryson, J. M., *Leadership for the Common Good: Tackling Public Problems in a Shared Power World*, San Francisco: Jossey-Bass, 2005.

Deborah, M. S. and Bridgette, S., *Developing and Managing Collaborative Alliances: Lessons from a Review of the Literature*, Boston: Simmons Institute for Leadership and Change, 1996.

Donahue, A. K., "Managerial Perceptions and the Production of Fire Protection", *Administration & Society*, Vol. 35, No. 6, 2004.

Donna, S., "Building Collaboration: Examining the Relationship between Collaborative Processes and Activities", *Journal of Public Administration Research and Theory*, Vol. 29, No. 9, 2016.

Emerson, K., Nabatchi, T. and Balogh, S., "An Integrative Framework for Collaborative Governance", *Journal of Public Administration Research & Theory*, Vol. 22, No. 1, 2012.

Faulhaber, G. R., "Cross-Subsidization: Pricing in Public Enterprises", *American Economic Review*, Vol. 65, No. 5, 1975.

Felson, M. and Spaeth, J. L., "Community Structure and Collaborative Consumption: A Routine Activity Approach", *American Behavioral Scientist*, Vol. 21, No. 4, 1978.

Fiss, P. C., Marx, A. and Rihoux, B., "Comment: Getting QCA Right", *Sociological Methodology*, Vol. 44, No. 1, 2014.

Freund, M., Zucca, A., Sanson-Fisher, R., et al., "Barriers to the Evaluation of Evidence-Based Public Health Policy", *Journal of Public Health Policy*, Vol. 40, No. 1, 2019.

Fukuyama, F., *The End of History?* Wales: University of Wales Press, 2016.

Gash, A. A., "Collaborative Governance in Theory and Practice", *Journal of Public Administration Research and Theory*, Vol. 18, No. 4, 2008.

Gerald, F. D. and Cobb, J. A., "Resource Dependence Theory: Past and Future", *Research in the Sociology of Organizations*, Vol. 28, No. 3,

2010.

Goldsmith, S. and Eggers, W. D., *Governing by Network: The New Shape of the Public Sector*, Washington DC: Brookings Institution Press, 2004.

Gonzalez-Benito, J., Lannelongue, G. and Queiruga, D., "Stakeholders and Environmental Management Systems: A Synergistic Influence on Environmental Imbalance", *Journal of Cleaner Production*, Vol. 19, No. 14, 2011.

Graham, F. J., "Managing Clinical Risk: Right Person, Right Care, Right Time", *Dental Clinics of North America*, Vol. 53, No. 3, 2009.

Grizzle, G. A., "Priority-Setting Methods for Plural Policymaking Bodies", *Administration & Society*, Vol. 17, No. 3, 1985.

Haider, A. M., Ghazala, H., Mohammad, A. B. A., et al., "Absorptive Capacity and Organizational Performance in Technology Intensive Firms: A Conceptual Framework", *Australian Journal of Basic and Applied Sciences*, Vol. 8, No. 9, 2014.

Hakansson, H. and Snehota, I., "No Business Is an Island: The Network Concept of Business Strategy", *Scandinavian Journal of Management*, Vol. 5, No. 3, 1989.

Handler, A., Issel, M. and Turnock, B., "A Conceptual Framework to Measure Performance of the Public Health System", *American Journal of Public Health*, Vol. 91, No. 8, 2001.

Hermann Haken, *Synergetics: An Introduction*, New York: Springer-Verlag Berlin Heidelberg, 1983.

Herwartz, H. and Theilen, B., "The Determinants of Health Care Expending: Testing Pooling Restriction in Small Samples", *Health Economics*, No. 12, 2003.

Hillman, A. J., Withers, M. C. and Collins, B. J., "Resource Dependence Theory: A Review", *Journal of Management*, Vol. 35, No. 6, 2009.

Himmelman, A. T., *On the Theory and Practice of Transformational Collaboration: From Social Service to Social Justice*, Thousand Oaks, CA: Sage Publications, 1996.

Huckman, R. S., "Hospital Integration and Vertical Consolidation: An Analysis of Acquisitions in New York State", *Journal of Health Economics*,

Vol. 25, No. 1, 2006.

Huntington, S. P., "*Political Order in Changing Societies*", New Haven: Yale University Press, 1973.

Huxham, C., *Collaboration and Collaborative Advantage, Creating Collaborative Advantage*, Thousand Oaks, California: Sage. 1996.

Isett, K. R., Mergel, I. A., Leroux, K., et al., "Networks in Public Administration Scholarship: Understanding Where We Are and Where We Need to Go", *Journal of Public Administration Research & Theory*, Vol. 21, No. s1, 2011.

Jolly, D. R. and Thérin, F., "New Venture Technology Sourcing: Exploring the Effect of Absorptive Capacity, Learning Attitude and Past Performance", *Innovation*, Vol. 9, No. 3 - 4, 2007.

Jung, J., Feldman, R. and Kalidindi, Y., "The Impact of Integration on Outpatient Chemotherapy Use and Spending in Medicare", *Health Economics*, Vol. 28, No. 4, 2019.

Kastan, J., "School-Based Mental Health Program Development: A Case Study of Interorganizational Collaboration", *Journal of Health Politics, Policy and Law*, Vol. 25, No. 5, 2000.

Kate Laskowitz, *The Impact of Information Technology and the Informating Capacity of the Organization on the Enterprise's Performance*, Berlin Heidelberg: Springer, 1994.

Katznelson, B. I., *Working-Class Formation and the State: Nineteenth Century England in American Perspective*, Cambridge and New York: Cambridge University Press, 2010.

Keast, R. and Brown, K., "The Government Service Delivery Project: A Case Study of the Push and Pull of Central Government Coordination", *Public Management Review*, Vol. 4, No. 4, 2010.

Keast, R. and Mandell, M., "The Collaborative Push: Moving beyond Rhetoric and Gaining Evidence", *Journal of Management & Governance*, Vol. 18, No. 1, 2014.

Kelaher, M., Prang, K. H., Sabanovic H, et al., "The Impact of Public Performance Reporting on Health Plan Selection and Switching: A Systematic Review and Meta-Analysis", *Health Policy*, Vol. 123, No. 1, 2019.

Kenis, P. and Provan, K. G., "Toward an Exogenous Theory of Public Network Performance", *Public Administration*, Vol. 87, No. 3, 2009.

Kickert, W., Klijn, E. H, and Koppenjan, J., *Managing Complex Networks: Strategies for the Public Sector*, Thousand Oaks and London: Sage Publications, 1998.

Klijn, E. H., Sierra, V., Ysa, T., et al., "The Influence of Trust on Network Performance in Taiwan, Spain, and the Netherlands: A Cross-Country Comparison", *International Public Management Journal*, Vol. 19, No. 1, 2016.

Knoke, D., Powell, W. W. and Dimaggio, P. J., "The New Institutionalism in Organizational Analysis", *American Political Science Review*, Vol. 87, No. 2, 1993.

Kodner, D. L., "Integrated Care: Meaning, Logic, Applications, and Implications—A Discussion Paper", *International Journal of Integrated Care*, Vol. 11, No. 2, 2002.

Kravchuk, R. and Schack, R. W., "Designing Effective Performance-Measurement Systems under the Government Performance and Results Act of 1993", *Public Administration Review*, Vol. 56, No. 4, 1996.

Lahat, L. and Sher-Hadar, N., "A Threefold Perspective: Conditions for Collaborative Governance", *Journal of Management & Governance*, Vol. 24, No. 1, 2020.

Lanier, T., Janssen, L. and Saballos, S. S., "Hospital Characteristics in a State Requiring NHSN to Meet Mandates for Public Reporting of Healthcare-Associated Infections", *American Journal of Infection Control*, Vol. 39, No. 5, 2011.

Lindberg, E. and Wincent, J., "Goal Commitment and Performance: An Empirical Study Incorporating Role-Stress Literature to Reveal Functional and Dysfunctional Influences", *Journal of Applied Social Psychology*, Vol. 41, No. 11, 2011.

Lindsay, C., Findlay, P., McQuarrie, J., et al., "Collaborative Innovation, New Technologies, and Work Redesign", *Public Administration Review, Vol. 78, No. 2, 2018.

Locke, E. A. and Latham, G. P. , "A Theory of Goal Setting & Task Performance", *The Academy of Management Review*, Vol. 16, No. 2, 1991.

Luft, H. S. and Maerki, S. C. , "Competitive Potential of Hospitals and Their Neighbors", *Contemporary Economic Policy*, Vol. 3, No. 2, 1984.

Luke, J. S. , *Catalytic Leadership: Strategies for an Interconnected World*, San Francisco: Jossey-Bass, 1998.

Lynn, L. E. Jr and Robichau, R. W. , "Governance and Organisational Effectiveness: Towards a Theory of Government Performance", *Journal of Public Policy*, Vol. 33, No. 2, 2013.

Mahroum, S. and Al-Saleh, Y. , "Towards a Functional Framework for Measuring National Innovation Efficacy", *Technovation*, Vol. 33, No. 10 – 11, 2013.

Manaf, N. H. A. , "Inpatient Satisfaction: An Analysis of Malaysian Public Hospitals", *International Journal of Public Sector Management*, Vol. 25, No. 1, 2013.

Marcel, V. and Angus, D. , "Ethics in Public Health: Bloomberg's Battle and Beyond", *Public Health Ethics*, No. 3, 2013.

March, J. G. and Olsen, J. P. , *Rediscovering Institutions: The Organizational Basis of Politics*, New York: Free Press, 1989.

Mattessich, P. W. and Monsey, B. R. , *Collaboration—What Makes It Work*, MN: Fieldstone Alliance, 1997.

Mccaskey, M. B. , "A Contingency Approach to Planning: Planning with Goals and Planning without Goals", *Academy of Management Journal*, Vol. 17, No. 2, 1974.

Mcguire, M. and Agranoff, R. , "The Limitations of Public Management Networks", *Public Administration*, Vol. 89, No. 2, 2011.

Menahem, G. and Stein, R. , "High-Capacity and Low-Capacity Governance Networks in Welfare Services Delivery: A Typology and Empirical Examination of the Case of Israeli Municipalities", *Public Administration*, Vol. 91, No. 1, 2013.

Migdal, J. , *State in Society: Studying How States and Societies Transform and Constitute One Another*, New York: Cambridge University Press, 2001.

Milward, H. B. and Provan, K., "Managing the Hollow State", *Public Management Review*, Vol. 5, No. 1, 2003.

Mintzberg, H., Ahlstrand, B. W. and Lampel, J., *Strategy Safari: A Guided Tour through the Wilds of Strategic Management*, New York: Free Press, 2005.

Mischen, P. A., "Collaborative Network Capacity", *Public management review*, Vol. 17, No. 3-4, 2015.

Mishra, D. A. K., "Toward a Theory of Organizational Culture and Effectiveness", *Organization Science*, Vol. 6, No. 2, 1995.

Mosley, J. E. and Jarpe, M., "How Structural Variations in Collaborative Governance Networks Influence Advocacy Involvement and Outcomes", *Public Administration Review*, Vol. 79, No. 5, 2019.

O'Leary, R. and Vij, N., "Collaborative Public Management Where Have We Been and Where Are We Going?", *American Review of Public Administration*, Vol. 42, No. 5, 2012.

Olson, M., *The Logic of Collective Action: Public Goods and the Theory of Groups*, Cambridge, MA: Harvard University Press, 1971.

Ostrom, E., *Governing the Commons: The Evolution of Institutions for Collective Action*, Cambridge: Cambridge University Press, 1990.

O'Toole, J. L. J., Meier, K. J. and Nicholson-Crotty, S., "Managing Upward, Downward and Outward", *Public Management Review*, Vol. 7, No. 1, 2005.

Ouchi, W. and Theory, Z., "How American Business Can Meet the Japanese Challenge", *Business Horizons*, Vol. 24, No. 6, 1981.

Oyemomi, O., Liu, S., Neaga, I., et al., "How Knowledge Sharing and Business Process Contribute to Organizational Performance: Using the fsQCA Approach", *Journal of Business Research*, Vol. 69, No. 11, 2016.

Perry, J. L. and Thomson, A. M., *Civic Service: What Difference Does It Make?* Armonk, NY: M. E. Sharpe, 2004.

Pfeffer, J., *A Resource Dependence Perspective on Interorganizational Relations*, Cambridge UK: Cambridge University Press, 1987.

Podsakoff, P. M., MacKenzie, S. B., Lee, J. Y., et al., "Common Method Biases in Behavioral Research: A Critical Review of the Literature and Recommended Remedies", *Journal of Applied Psychology*, Vol. 88, No. 5, 2003.

Pollitt, C. and Geert, B., *Public Management Reform: A Comparative Analysis*, Oxford: Oxford University Press, 2004.

Popejoy, M. W., "Social Injustice and Public Health", *Public Health*, Vol. 125, No. 11, 2011.

Preker, A. S. and Harding, A., *Innovations in Health Service Delivery: The Corporatization of Public Hospitals*, Washington D C: World Bank Publications, 2003.

Presslee, A., Vance, T. W. and Webb, A., "The Effects of Reward Type on Employee Goal Setting, Goal Commitment and Performance", *Social science Electronic Publishing*, Vol. 88, No. 5, 2015.

Provan, K. G. and Huang, K., "Resource Tangibility and the Evolution of a Publicly Funded Health and Human Services Network", *Public Administration Review*, Vol. 72, No. 3, 2012.

Provan, K. G. and Lemaire, R. H., "Core Concepts and Key Ideas for Understanding Public Sector Organizational Networks: Using Research to Inform Scholarship and Practice", *Public Administration Review*, Vol. 72, No. 5, 2012.

Provan, K. G. and Milward, H. B., "A Preliminary Theory of Interorganizational Effectiveness: A Comparative Study of Four Community Mental Health Systems", *Administrative Science Quarterly*, No. 40, 1995.

Putnam, R. D., *Bowling Alone: The Collapse and Revival of American Community*, New York: Simon Schuster, 2000.

Qian, Xingxu, Cai, Yuanqing and Yin, Chengzhi, "Driving Force of Grassroots Self-governance in Beijing's Neighborhoods: Social Capital, Community Network and Community Service Motivation", *Lex Localis-Journal of Local Self-Government*, Vol. 17, No. 1, 2019.

Ragin, C. C., "Set Relations in Social Research: Evaluating Their Consistency and Coverage", *Political Analysis*, Vol. 14, No. 3, 2006.

Rehman, N., "Information Technology and Firm Performance: Mediation Role of Absorptive Capacity and Corporate Entrepreneurship in Manufacturing SMEs", *Technology Analysis and Strategic Management*, No. 3, 2020.

Reinhardt, U. E., "Health Care Spending and American Competitiveness", *Health Affairs*, Vol. 8, No. 4, 1989.

Rethemeyer, R. K. and Hatmaker, D. M., "Network Management Reconsidered: An Inquiry into Management of Network Structures in Public Sector Service Provision", *Journal of Public Administration Research and Theory*, Vol. 18, No. 4, 2008.

Rihoux, B. and Ragin, C., *Configurational Comparative Methods: Qualitative Comparative Analysis (QCA) and Related Techniques*, Thousand Oaks and London: Sage, 2009.

Ring, P. S. and Van De Ven, A. H., "Developmental Processes of Cooperative Interorganizational Relationships", *Academy of Management Review*, Vol. 19, No. 1, 1994.

Rosemary O'Leary, Gerard, C. and Bingham, L. B., "Symposium on Collaborative Public Management", *Public Administration Review*, Vol. 66, No. s1, 2006.

Rosenau, J. N., "Governing the Ungovernable: The Challenge of a Global Disaggregation of Authority", *Regulation & Governance*, Vol. 1, No. 1, 2007.

Sagawa, S. and Segal, E., "Common Interest, Common Good: Creating Value Through Business and Social Sector Partnerships", *California Management Review*, Vol. 42, No. 2, 2000.

Schein, V. E., "The Relationship Between Sex-Role Stereotypes and Requisite Management Characteristics", *Journal of Applied Psychology*, Vol. 57, No. 1, 1973.

Schneider, C. Q. and Rohlfing, I., "Combining QCA and Process Tracing in Set-Theoretic Multi-method Research", *Sociological Methods & Research*, Vol. 42, No. 4, 2013.

Schneider, C. Q. and Wagemann, C., *Set-Theoretic Methods for the Social Sciences: A Guide to Qualitative Comparative Analysis*, Cambridge: Cambridge University Press, 2012.

Scholl, H. J., Kubicek, H., Cimander, R., et al., "Process Integration, Information Sharing, and System Interoperation in Government: A Comparative Case Analysis", *Government Information Quarterly*, Vol. 29, No. 3, 2012.

Schreier, M., *Qualitative Content Analysis in Practice*, Thousand Oaks, CA: Sage Publications Ltd, 2012.

Scott, R. W. and Meyer, J. W., *The Organization of Societal Sectors: Propositions and Early Evidence*, Chicago: University of Chicago Press, 1991.

Scott, R. W., *Institutional Change and Healthcare Organizations*, Chicago: University of Chicago Press, 2000.

Senge, P. M., *The Fifth Discipline: The Art and Practice of the Learning Organization*, New York: Doubleday, 2006.

Sharfman, M. P., "The Context of Interorganizational Collaboration in the Garment Industry: An Institutional Perspective", *Journal of Applied Behavioral science*, Vol. 27, No. 2, 1991.

Siddiki, S., Kim, J. and Leach, W. D., "Diversity, Trust, and Social Learning in Collaborative Governance", *Public Administration Review*, Vol. 77, No. 6, 2017.

Skocpol, T., *Bring the State Back in: Strategies of Analysis in Current Research*, New York: Cambridge University Press, 1985.

Skocpol, T., *States and Revolutions*, Cambridge, Mass: Cambridge University Press, 1979.

Soares, A. M., Farhangmehr, M. and Shoham, A., "Hofstede's Dimensions of Culture in International Marketing Studies", *Journal of Business Research*, Vol. 60, No. 3, 2007.

Stell, R., Bonollo, M., Fiddes, K., et al., "Successful Integration of a Clinical Pharmacist into a Disease Management Unit", *Journal of Pharmacy Practice and Research*, Vol. 38, No. 2, 2008.

Stepan Alfred, *State Power and the Strength of Civil Society in the Southern Cone of Latin America*, Cambridge: Cambridge University Press, 1985.

Suchman, M. C., "Managing Legitimacy: Strategic and Institutional Approaches", *Academy of Management Review*, Vol. 20, No. 3, 1995.

Sullivan, H., Barnes, M. and Matka, E., "Collaborative Capacity and Strategies in Area-Based Initiatives", *Public Administration*, Vol. 84, No. 2, 2006.

Thomson, A. M., *Ameri Corps Organizational Networks on the Ground: Six Case Studies of Indiana Ameri Corps Programs*, Washington, DC: Corporation for National Service, 1999.

Thomson, A. M. and Perry, J. L., "Can Americorps Build Communities?", *Nonprofit and Voluntary Sector Quarterly*, Vol. 27, No. 4, 1998.

Thomson, A. M. and Perry, J. L., "Collaboration Processes: Inside the Black Box", *Public Administration Review*, Vol. 66, No. 12, 2006.

Tom Ling, "Delivering Joined-up Government in the UK: Dimensions, Issues and Problems", *Public Administration*, Vol. 80, No. 4, 2002.

Ulrich, D. and Barney, J. B., "Perspectives in Organizations: Resource Dependence, Efficiency, and Population", *Academy of Management Review*, Vol. 9, No. 3, 1984.

Vangen, S., and Huxham, C., "Aiming for Collaborative Advantage: Challenging the Concept of Shared Vision", *SSRN Electronic Journal*, Vol. 33, No. 4, 2005.

Vangen, S., "Nurturing Collaborative Relations: Building Trust in Interorganizational Collaboration", *Journal of Applied Behavioral Science*, Vol. 39, No. 1, 2003.

Varian, H. R., "Price Discrimination and Social Welfare", *American Economic Review*, Vol. 75, No. 4, 1985.

Verweij, S. and Gerrits, L. M., "Understanding and Researching Complexity with Qualitative Comparative Analysis: Evaluating Transportation Infrastructure Projects", *Evaluation*, Vol. 19, No. 1, 2013.

Vuorenkoski, L., Toiviainen, H. and Hemminki, E., "Decision-Making in Priority Setting for Medicines——A Review of Empirical Studies", *Health Policy*, Vol. 86, No. 1, 2008.

Walter, A., Auer, M. and Ritter, T., "The Impact of Network Capabilities and Entrepreneurial Orientation on University Spin-Off Performance",

Journal of Business Venturing, Vol. 21, No. 4, 2006.

Warren, R., "The Interorganizational Field as a Focus for Investigation", *Administrative Science Quarterly*, No. 12, 1967.

Wedman, J., Laffey, J., Andrews, R., et al., "Building Technology Infrastructure and Enterprises in a College of Education: Increasing Performance Capacity", *Educational Technology*, Vol. 38, No. 9 – 10, 1998.

Williamson, O. E., "Transaction-Cost Economics: The Governance of Contractual Relations", *Journal of Law and Economics*, Vol. 22, No. 2, 1979.

Winer, M. B. and Ray, K. L., *Collaboration Handbook: Creating, Sustaining, and Enjoying the Journey*, Amherst H: Wilder Foundation, 1994.

Yip, C. M., Hsiao, W. C., Meng, Q., et al., "Realignment of Incentives for Health Care Providers in China", *The Lancet*, Vol. 375, No. 3, 2010.

附录 A

访谈提纲

1. 请简单介绍您所在部门/机构的主要职能？
2. 组织3—5年的发展战略是什么？您认为组织需要改进什么来实现上述战略愿景和目标？
3. 您认为组织各部门的人员在工作中是如何协同配合的？
4. 您认为组织各部门的资源配备是否合理？能否准确得到所需的信息和资料？
5. 您在组织中经常进行知识分享或组织学习吗？请谈谈您的体会。
6. 在组织分工、配合协同方面可以采取哪些措施调整或改进？
7. 您是否需要经常协调工作中的矛盾？如果发生矛盾了怎么办呢？能否举个例子。
8. 在组织多部门合作的实践经验中，您认为有哪些可以推广的？
9. 您认为影响医务人员协同能力的主要因素是什么，如何更好地激励员工和提升绩效？
10. 如何提升本组织协同治理能力的设想或对策思路？
11. 这些绩效考核动态评价指标是怎么选取下来的，有没有一个试点过程？请了哪些方面的专家吗？有没有预测验的过程？
12. 能简单介绍关于公立医院绩效考核结果的运用研究吗？有没有一些具体的奖惩措施？会起到多大的作用？
13. 绩效考核动态评价指标在这么多指标里面哪个灵敏度高？哪个灵敏度低？有没有需要调整的指标？
14. 您认为公立医院绩效管理近3—5年需要改善和变革的是什么？
15. 能简单介绍您对于公立医院绩效管理的展望吗？

附录 B

调查问卷

公共部门协同治理能力和公共组织绩效调查问卷

编码 □□-□□□□

尊敬的女士/先生：

您好！本研究拟通过了解协同治理能力和公共组织绩效的关系，以期推进医院等组织协同合作、提高公共组织绩效。请您填写回答以下问题，问卷中您的个人信息和填写内容均会严格保密。

非常感谢您的支持！

清华大学公共管理学院课题组

个人基本信息

※请根据您的实际情况，在合适的选项上划"√"。

1. 年龄：＿＿＿＿＿＿岁
2. 在该医院工作年限：＿＿＿＿＿＿年
3. 性别：
①男　　　　　　　　　　②女
4. 学历：
①高中及以下　　　　　　②大专
③本科　　　　　　　　　④研究生

5. 岗位：
①医生　　　　　　　②护士
③医技、科研　　　　④行政管理
⑤后勤保障

6. 职称：
①未定级　　　　　　②初级
③中级　　　　　　　④副高级
⑤正高级

7. 聘用形式：
①正式在编职工　　　②劳动合同聘用职工
③其他

※请根据您的真实体验，在相应的数字上划"√"。

"1"很不同意，"2"不同意，"3"一般，"4"同意，"5"非常同意

条目	很不同意 → 非常同意
维度1：协同愿景构建能力	
1. 区域跨组织协作中有一个描绘未来的共同愿景	1　2　3　4　5
2. 组织在医联体中描绘的愿景有雄心，且符合实际	1　2　3　4　5
3. 组织的愿景是员工努力工作的动力源泉	1　2　3　4　5
维度2：协同目标耦合能力	
4. 区域跨组织协作中有较强的目标耦合能力	1　2　3　4　5
5. 组织在医联体中有较强的目标耦合能力	1　2　3　4　5
6. 组织内部部门间有较强的目标耦合能力	1　2　3　4　5
维度3：协同战略耦合能力	
7. 区域跨组织协作中对战略的理解有广泛的一致性	1　2　3　4　5

续表

条目	很不同意 → 非常同意				
8. 组织在医联体中的战略定位比较明确	1	2	3	4	5
9. 组织具有清晰的使命,指导员工的工作方向	1	2	3	4	5
维度4:协同技术发展能力					
10. 区域跨组织协作促进技术发展	1	2	3	4	5
11. 医联体协作促进技术发展	1	2	3	4	5
12. 组织内部部门间协作促进技术发展	1	2	3	4	5
维度5:协同创造变革能力					
13. 区域跨组织协作创新工作	1	2	3	4	5
14. 医联体间能较好地落实创新优质服务要求	1	2	3	4	5
15. 组织鼓励并奖励承担风险、勇于创新的员工	1	2	3	4	5
维度6:协同资源整合能力					
16. 区域跨组织协作促进资源整合	1	2	3	4	5
17. 医联体协作促进资源整合	1	2	3	4	5
18. 组织内部部门间积极促进资源整合	1	2	3	4	5
维度7:协同任务执行能力					
19. 组织具有较强特定关系任务执行能力	1	2	3	4	5
20. 组织具有较强跨关系任务执行能力	1	2	3	4	5
21. 组织信息沟通渠道顺畅	1	2	3	4	5
维度8:协同制度评价能力					
22. 区域跨组织协作制度建设比较完善	1	2	3	4	5
23. 医联体协作制度建设比较完善	1	2	3	4	5
24. 组织员工考核奖惩制度比较完善	1	2	3	4	5

续表

条目	很不同意 → 非常同意				
维度9：协同风险管理能力					
25. 区域跨组织协作中能妥善化解风险	1	2	3	4	5
26. 医联体协作中能妥善化解风险	1	2	3	4	5
27. 组织员工能妥善化解风险	1	2	3	4	5
维度10：核心价值观耦合能力					
28. 区域跨组织协同文化耦合能力较强	1	2	3	4	5
29. 医联体协作中协同文化耦合能力较强	1	2	3	4	5
30. 员工之间对文化的认同感较高	1	2	3	4	5
维度11：协同团队合作能力					
31. 区域跨组织协作中与外部利益相关者建立合作信任	1	2	3	4	5
32. 医联体协作中建立合作信任	1	2	3	4	5
33. 员工之间建立合作信任	1	2	3	4	5
维度12：协同组织学习能力					
34. 区域跨组织经常开展学术交流和合作	1	2	3	4	5
35. 医联体协作中经常开展学术交流和合作	1	2	3	4	5
36. 组织经常对员工进行专业培训	1	2	3	4	5
公共组织绩效					
1. 医疗组织实现群众满意	1	2	3	4	5
2. 医疗组织实现服务强化	1	2	3	4	5
3. 医疗组织实现费用适宜	1	2	3	4	5
4. 医疗组织实现人员高效	1	2	3	4	5

续表

条目	很不同意 → 非常同意				
5. 医疗组织实现节能降耗	1	2	3	4	5
6. 医疗组织实现质量安全	1	2	3	4	5
7. 医疗组织实现床位有效	1	2	3	4	5
8. 医疗组织行政管理高效	1	2	3	4	5
9. 医疗组织实现资产高效和实行成本管控	1	2	3	4	5
10. 医疗组织不断实现学科发展进步	1	2	3	4	5

您最希望医院当前解决的问题是：_____

索　引

《21 世纪资本论》　1

A
艾米·C. 埃德蒙森　98
安索夫　17
案例研究　11，14，53—55，72，87，89，92，97，146
奥斯特罗姆　18

B
半结构化访谈　10，14，39，52，54
保险　3，22，23，27，62

D
定性比较分析　15，120，122，133，137，146

F
弗朗西斯·福山　18，89

G
公费医疗　10
公共组织绩效　8—12，14—16，19—21，24，37—41，43，49—58，62，64，67，70—72，75，78，79，81，86—89，91—100，102，104—118，120，122，123，132—141，146，147
公益性　4，44，129，143，144，148
《国富论》　16
《国民健康与社会繁荣：1700—2100 年的欧洲、美洲和发展中国家》　138
过程追踪法　10，11，53，55，138，140

H
核心价值观耦合能力　48，90，91，100，102，104，106，121，123
互联网＋医疗　82，145
患者为中心　117，144，145

J
绩效评估　14，16，19，20，26，27，144，148
《疾病的隐喻》　16
价格补偿　1，2，75
结果变量　119，122，123
经验医疗　5，72，148

K
卡斯·桑斯坦　54
开放式编码　10，14，39，43，52

L

理查德·泰勒 54
理论饱和度检验 43，49
两个分离 5，9
两个依附 5，8
罗伯特·威廉·福格尔 138

M

马克思 16

O

耦合型网络 31—33，35，36

Q

巧实力 136，137，139，141

R

融合协同 8，38，139

S

剩余控制权 5，51，148
剩余索取权 5，51，148
市场失灵 22，36
松散型网络 31，32，35，36
苏珊·桑塔格 16

T

托马斯·皮凯蒂 1
条件变量 15，117—119，122
弹性型网络 31，34—36

W

网络化治理 20，21，23，24
网络群体密度 10，30—35
网络中心势 10，30—35

《未来的远方：高效医疗组织的12项转型实践》 39
未来政府治理模型 20
稳健性检验 11，14，54，55，57，79，87

X

萧伯纳 118
协同创造变革能力 48，89，90，99，102，104，105，121，123
协同风险管理能力 48，90，91，100，102，104，106，121，123
协同技术发展能力 47，89，90，99，102，104，105，121，123
协同目标耦合能力 47，89，90，99，102，104，105，121
协同任务执行能力 48，90，91，100，102，104，106，121，123
协同团队合作能力 48，91，100，102，104，106，122，123
协同型网络 31，35，36
协同愿景构建能力 47，89，90，93，99，102，104，105，121，123
《协同：在知识经济中组织如何学习、创新与竞争》 98
协同战略耦合能力 47，89，90，94，99，102，104，105，121，123
协同制度评价能力 48，90，91，100，102，104，106，121，123
协同资源整合能力 48，89，90，99，102，104，105，121，123
协同组织学习能力 48，91，100，102，104，106，122，123
薪酬 3，27，140，145
《信任：社会美德与创造》 89，90

索　引

选择性编码　10，43，48

Y

亚当·斯密　16
伊齐基尔·伊曼纽尔　39
医耗联动　11，14，54，55，66，70，71，87
医疗保障　37，42，50，71
医疗服务系统　5，8，22，23，138，141
医事服务费　2，3，62，63，85，86
医药分开　11，14，54—56，58—60，62，64，66，71，80，87，145
因果机制　10，11，14，54，55，57，72，79，87
优化配置　84，136，141

Z

政府间管理理论　20—24
治理模式　17，18，20
智慧家医　83—86
中介效应　14，98，107，119
主轴编码　10，43，47
《助推：如何做出有关健康、财富、幸福的最佳决策》　54
《资本论》　16
资源依赖理论　20—22，24